Unentbehrliche Lebensstoffe ENZYME

Enzyme organisieren unsere Gesundheit

Hauptstr. 16
78609 Tuningen
Tel. 07464-98740

Text, Layout:
G. A. Ulmer, Tuningen

ISBN 978-3-932346-45-3

Alle Angaben in diesem Buch wurden nach bestem Wissen erstellt. Die Angaben erfolgen ohne Verpflichtung oder Garantie des Autors. Er übernimmt keine Verantwortung und Haftung für etwa vorhandene Unklarheiten und inhaltliche Unrichtigkeiten. Die Forschung ist auf diesem Gebiet noch im Fluss. Die gegebenen Hinweise und Empfehlungen zur Selbsthilfe können bei schweren Erkrankungen den Arzt oder Heilpraktiker nicht ersetzen. Es empfiehlt sich deshalb immer, eine zusätzliche medizinische Diagnose vom Behandler einzuholen und sich von diesem therapeutisch begleiten zu lassen.

G. A. Ulmer

Unentbehrliche Lebensstoffe

ENZYME

Enzyme organisieren unsere Gesundheit

Günter Albert Ulmer Verlag - Tuningen

Inhaltsverzeichnis

Einleitung

In der Zeit, in der Sie diese Zeilen lesen, geschehen in den etwa 60 Billionen Zellen Ihres Körper unzählige biochemische Reaktionen und bioenergetische Aktionen, die durch Biokatalysatoren, auch Enzyme oder Fermente genannt, ausgelöst und gesteuert werden. In jeder Zelle sind Tausende von Enzymen vorhanden. **Man kann sie auch als Zündfunken oder als Drehscheibe des Lebens bezeichnen.** Kein Muskel bewegt sich ohne Enzyme, die Nahrung kann ohne sie nicht verdaut werden. Würden die Enzyme fehlen, könnte der Körper sogar Wasser und Sauerstoff nicht verwerten. **Enzyme bilden eine der tragenden Säulen unseres Lebens**, ohne die das gigantische Schöpfungswerk Körper und Gehirn nicht existieren könnte. Immer mehr wird heute die Bedeutung der Enzyme für alle unsere Vitalfunktionen erkannt.

Bei den Enzymen handelt es sich um kompliziert aufgebaute Eiweißkörper, die in der Regel durch ihre Anwesenheit auch in sehr kleinen Mengen chemische Reaktionen herbeiführen, beeinflussen oder die Geschwindigkeit einer Reaktion verändern, ohne dabei selbst verändert zu werden. Als Katalysatoren bewirken sie chemische Vorgänge, die sonst gar nicht oder nur unter anderen Umständen ablaufen, wie z.B. unter höheren Temperaturen.

Das Leben konnte nur mit Hilfe von Enzymen entstehen und sich auch nur so weiterentwickeln. In allen Körperzellen gibt es deshalb unzählige Enzyme, die in der richtigen Quantität und Qualität vorhanden sein müssen, denn ohne diese Enzyme kann kein lebenswichtiger Vorgang im Körper ablaufen. Sie sind die notwendigen Verbindungsteile, welche die verschiedenen Substanzen im Organismus miteinander verknüpfen, chemische Prozesse im Körper beschleunigen und lenken und dafür Sorge tragen, dass alles optimal abläuft. Eine Verbrennung organischer Substanzen wäre bei unserer relativ niedrigen Körpertemperatur überhaupt nicht möglich. Dass dies trotzdem stattfindet, verdanken wir den Biokatalysatoren, den Enzymen.

Enzyme beschleunigen auch den Abbau von Entzündungen und giftigen Stoffwechselsubstanzen, sorgen dafür, dass abgestorbene Körperzellen und Bakterien abtransportiert werden und dass die Fließeigenschaft des Blutes in den feinsten Kapillaren aufrecht erhalten bleibt.

Enzyme sind unvorstellbar winzig. In einem einzigen Blutstropfen können sie zu Millionen vorkommen. Im Mundspeichel z.B. kann ein Molekül des Enzyms Ptyalin 50 000 Stärkemoleküle zu einfachen Zuckermolekülen aufspalten, damit sie für den Körper aufnahmefähig werden. Die Enzyme besorgen alle Stoffumsetzungen und Umwandlungen, angefangen im Mund beim Kauen, im Magen, im Darm, in der Leber, in der Galle, in der Milz, in den Nieren, im Blut, in den Muskeln, in den Nerven, im Gehirn, in den Drüsen usw. **Enzyme ermöglichen auch die Übermittlung von Nervenimpulsen.** Jedes DNS-Molekül enthält Tausende von Genen, und jeder dieser Vererbungsträger erzeugt sein eigenes Enzym.

Enzyme sind maßgeblich beteiligt an der sogenannten Zellatmung. Dies ist die Nutzbarmachung des vom Blut herangetragenen Sauerstoffs in den Zellen des Körpers und seine Umwandlung in Lebenskraft und Lebensenergie. Sie lenken auch alle chemischen Reaktionen beim fortwährenden Zerfall und Entstehen von Zellen und helfen dem Körper, pro Sekunde etwa drei Millionen Blutkörperchen zu erneuern. Sie bauen neues Fett, neues Muskel- und Knochengewebe auf.

Es gibt keine Zellteilung, kein Wachstum und keine Fortpflanzung ohne die Enzyme.
Die Enzyme machen es dem Organismus erst möglich, aus den zugeführten Lebensmitteln Energie, Vital-, Aufbau- und Brennstoffe aufzunehmen. **Denn wären keine Verdauungsenzyme vorhanden, dann müsste der Mensch trotz guter Ernährung verhungern.** Ihrer Arbeit ist es zu verdanken, dass Eiweiße, Kohlenhydrate und Fette in ihre kleinsten Bausteine zerlegt und damit erst resorptionsfähig gemacht werden können.

Die Enzyme (Fermente) sind das Merkwürdigste, Geheimnisvollste und Interessanteste im physiologischen Bereich alles Belebten. Man weiß schon seit über 150 Jahren, dass sie in allen lebenden Zellen entstehen. Professor Otto Warburg gelang es, durch seine Forschungen über den Stoffwechsel von Krebszellen die Grundfragen der Zellatmung zu erklären und ebenso auch die molekularen Vorgänge und die Identifizierung der daran beteiligten Enzyme. Er erhielt dafür den Nobelpreis.

Das Wort Ferment kommt aus dem lateinischen Wort fermentum und bedeutet Sauerteig. Das Wort Enzym kommt von dem griechischen zymae und bedeutet ebenfalls, in Gärung setzen, Hefe, Sauerteig.

Es ist sehr interessant zu sehen, welche komplizierten Vorgänge sich ununterbrochen in unserem Körper abspielen und welche geheimnisvolle Intelligenz diesen gigantischen verzweigten und verästelten Apparat steuert, diesen Apparat, der uns Körperlichkeit und Leben bedeutet. Die geheimnisvollen Kräfte, die alles unablässig und unermüdlich besorgen, sind die Enzyme.

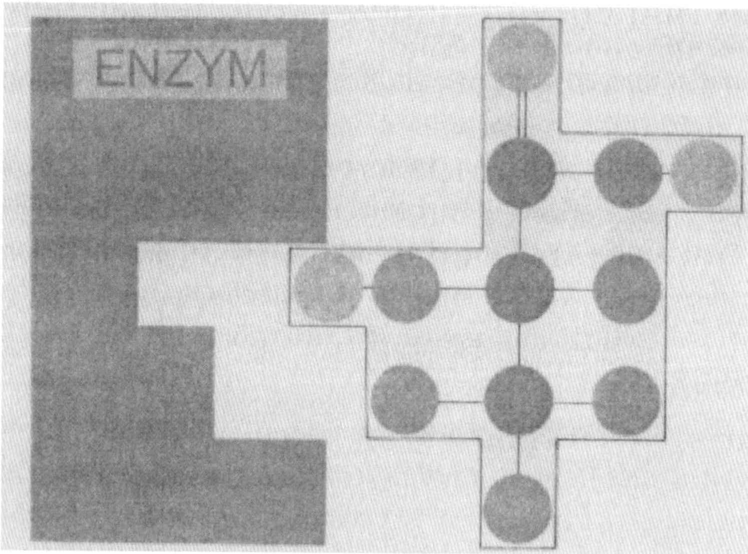

Der bekannte Eiweißforscher Emil Fischer äußerte sich so: „Ein Ferment muss zu seinem Substrat passen, wie der Schlüssel zu einem Schloss."
Kaum sichtbar sind für einen Laien die feinen Veränderungen und Unterschiede bei den modernen Sicherheitsschlüsseln und doch passt jeder nur zu einem Schloss, ähnlich ist es bei den Verdauungsenzymen.
So verbinden sich Substratmoleküle, die eine ganz bestimmte Form haben, mit einem Enzym, das eine genau ergänzende Gestalt hat, für kurze Zeit. Das Enzym aktiviert die Substratmoleküle, damit der Körper sie verwenden kann. Ist die Umwandlung vollzogen, verlässt das neu entstandene Produkt das Enzym, welches dann wieder frei ist für einen weiteren Prozess."

Was sind Enzyme und wo kommen sie her?

Leben ist immer an stoffliche Grundlagen gebunden. Wo immer wir Leben finden, wo Lebenserscheinungen und Vorgänge uns begegnen, spielen die Enzyme eine entscheidende Rolle. In ihrer Bedeutung sind Enzyme für das Leben noch wichtiger als die Vitamine, obwohl sie bei weitem nicht so bekannt werden konnten, **weil ihre Funktion und Wirkungsweise viel komplexer ist.** Bei den Enzymen handelt es sich sogar um die wichtigste Gruppe der Vitalstoffe.

Enzyme sind kompliziert aufgebaute Eiweißkörper, sie bestehen aus einer Kette von Aminosäuren, welche aufgrund ihrer physikalisch-chemischen Eigenschaften ein dreidimensionales Gebilde formen. Für ihre optimale Aktivität benötigen Enzyme sowohl eine geeignete Temperatur als auch einen bestimmten pH-Wert (Säure-Basen-Wert) in der Umgebung.

Die meisten Enzyme funktionieren hervorragend bei Körpertemperatur und erreichen den Höhepunkt ihrer Aktivität bei 40 Grad Celsius. Deshalb entwickelt der Körper Fieber, wenn ein Notfall eintritt. Aber schon zwei Grad mehr bedeuten für fast alle Enzyme das Ende. **Dann verklumpt sich das Eiweiß und das Enzym stellt seine Arbeit ein.**

Sensibel sind Enzyme auch im Hinblick **auf den optimalen pH-Wert**, die Maßeinheit für die Konzentration von Wasserstoffionen. Die meisten mögen es neutral, pH-Wert etwa 7. Manche reagieren aber freudig auf ein saures Milieu (pH-Wert unter 7). Andere, wie die Leber-Arginase, kommen nur bei pH-Werten um die 9 auf Touren.

Die Enzyme reagieren auf pH-Wert Veränderungen sehr empfindlich. Auch hier sehen wir den starken Einfluss des Säure-Basen-Haushaltes auf den gesamten Organismus und somit auf alle Lebensvorgänge.

Eiweiß ist der Bau- und Betriebstoff Nr. 1 allen Lebens. Unser Organismus ist in der Lage, diese lebenswichtigen Wirkstoffe aus den Aminosäuren (Bausteine der Eiweiße), die bei der Verdauung aus dem Nahrungseiweiß entstehen, je nach Bedarf selber herzustellen. Dazu werden die Aminosäuren zu langen Eiweißketten (Polypeptide) zusammengefügt. Die meisten Enzyme bestehen aber nicht nur allein aus Aminosäuren, **sondern werden erst durch die Verbindung mit Coenzymen wirksam.**

Die Enzyme sind also in der Regel aus zwei Hauptbestandteilen zusammengesetzt: Aus dem Apo-Enzym und dem Coenzym. Vielleicht könnte man es zum besseren Verständnis mit einem Ei vergleichen, das aus dem Eiweiß und dem Eigelb besteht. Jedes für sich hat eine andere Aufgabe und doch können nur beide zusammen ein neues Huhn hervorbringen.
Das Apo-Enzym ist ein hochkomplizierter, kolloidaler Eiweißkörper (Protein), der sehr hitzeempfindlich und nicht leicht trennbar ist. Dieser Eiweißkörper ist katalytisch wirksam; er **ist sozusagen die Maschine des Sytems.**

Das Coenzym ist nicht eiweißartig aufgebaut, es ist hitzebeständig, aber chemisch leicht trennbar; es **ist sozusagen die Steuerung des Systems. Coenzyme benötigen für ihre Tätigkeit überwiegend B-Vitamine.** Meistens gruppieren sich die Moleküle um einen Metallkern.

Dies ist der Grund, warum unsere Nahrung Spurenelemente aller Art enthalten muss, **denn ohne Metallkern können die Enzyme gar nicht aufgebaut werden; dann kann die Nah-**

rung nicht vollständig umgesetzt und der Sauerstoff nicht vollständig in Lebensenergie umgewandelt werden.

Unter den Metallen sind als Coenzym z.B. Eisen, Mangan, Magnesium, Molybdän, Kupfer, Zink usw. bekannt. **Einige Enzyme werden im Körper produziert, doch die biologisch aktivsten Enzyme sind pflanzlichen Ursprungs**, sie kommen vorwiegend in rohem Gemüse vor. Beide Teile des Enzyms sind für sich allein unwirksam, erst als Gesamtenzym, auch Holo-Enzym genannt, sind sie voll wirksam.

Der Organismus benötigt also zur Bildung von Enzymen sowohl Eiweiß als auch Vitamine, Spurenelemente und Mineralstoffe. Es dürfte sogar **die lebensnotwendige Bedeutung dieser Vitalstoffe darin zu sehen sein, dass sie für den Baustoffwechsel der Enzyme benötigt werden.**
Dies insbesondere, wenn Enzyme für Spezialaufgaben eingesetzt werden, dann ergänzen sie ihre Struktur durch ein Coenzym, das sie einfach zwischen ihre Aminosäureketten einbauen.

Zwei gravierende Nachteile hat aber die Arbeit mit Coenzymen. Erstens: während die Eiweißketten stets unversehrt bleiben, nutzen sich die Coenzyme ständig ab und müssen neu in das Enzym eingelagert werden. **Deshalb ist es wichtig, ausreichende Mengen von Vitaminen, Spurenelementen und Mineralien mit der Nahrung zu sich zu nehmen.** Zweitens: manchmal verwechselt das Enzymprotein die Coenzyme und baut aus Versehen gefährliche Stoffe in sein aktives Zentrum ein, was dann zu Krankheiten führen kann.

Die normalen Enzymproteine baut der Körper sich selbst. Manche müssen alle 20 Minuten ersetzt werden, andere halten ein paar Wochen, bevor sie aus Altersgründen ausscheiden.

Wirkungsweise der Enzyme

Hier attackieren vier Enzyme ein Riesenmolekül. Jedes Enzym greift an einer bestimmten Stelle an und bearbeitet oder spaltet dort das Molekül. Es entstehen ungleichmäßige Bruchstücke.

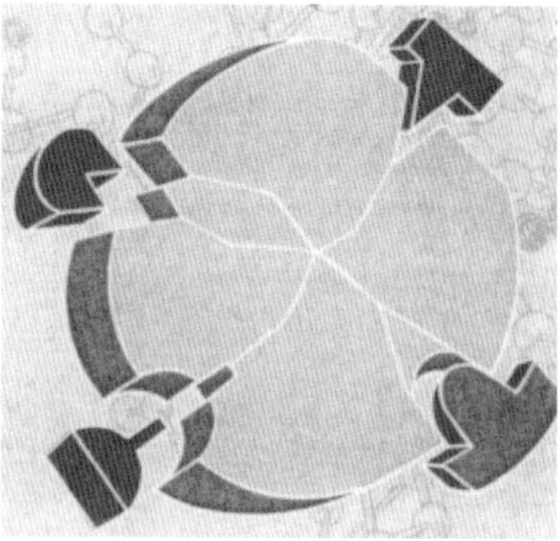

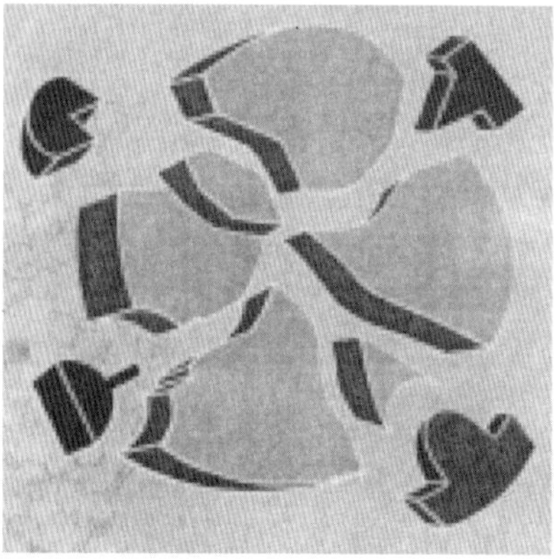

Sobald das Molekül auf dem aktiven Zentrum des Enzyms angedockt hat, wird es gespalten wie von einem Nussknacker. Manche Moleküle (Substrate) verlieren dabei Elektronen, andere ganze Molekülbruchstücke. Verschiedene Enzyme verändern unterschiedliche Abschnitte des Substrates. Auf diese Weise kann dem Organismus schneller und besser geholfen werden.

Die wichtigsten Enzyme

Die Steuerung des gesamten Stoffwechsels basiert im Wesentlichen auf der Aktivierung, Hemmung und Steuerung durch Enzyme. Jedes einzelne Enzym erkennt den Stoff, dessen Reaktion es steuern soll. **Auf diese Weise ist eine Vielfalt gleichzeitiger Stoffwechselprozesse im Körper möglich.**

Aufbauenzyme zerlegen fremde Bausteine der aufgenommenen Nahrung und überführen dann die zerlegten Bausteine in körpereigene Substanzen. Weiter spricht man von **Atmungsenzymen**, wenn diese für die Verbrennung (Oxidation der Stoffe), für die Zellatmung und für die Erneuerung von Wärme und Energie in der Zelle sorgen. Verschiedene Enzyme werden im Körper so zu Ketten hintereinander geschaltet, dass die biochemischen Reaktionen stufenweise und langsam ablaufen. Wie z.B. bei der Atmungskette, bei der über mehrere Enzyme schrittweise Sauerstoff in den Zellen verwertet wird.

Nach Darstellung von Prof. Warburg sind allein an der Verwandlung von Traubenzucker in Milchsäure nicht weniger als 11 Enzyme beteiligt. Es gibt eine große Anzahl an Enzymen mit speziellen Aufgaben, die nicht alle erwähnt werden können. Es sollen hier nur einige wichtige Enzyme beispielhaft erwähnt werden: **Amylasen** bauen die Stärke ab. Man findet sie im Speichel und in den Verdauungssäften. **Bromelain,** aus Ananas gewonnen, wird bei Verdauungsschwäche, aber auch bei Entzündungen verwendet. **Chymotrypsin** sorgt mit anderen Enzymen für die Eiweißverdauung. **Enterokinasen** dienen dazu, andere Enzyme im Organismus wirksam zu machen. **Hyaluronidase** dient der Fortpflanzung. **Katalase** befindet sich im Speichel, in der Leber und in den roten Blutkörperchen und spaltet das Abfallprodukt Wasserstoffsuperoxid in Wasser und Sauerstoff. **Lipasen** sind für die Aufspaltung der Nahrungsfette in Glycerin und Fettsäuren verantwortlich. **Lysozym** befindet sich in der Tränenflüssigkeit zur Bekämpfung von Bakterien. **Papain**, ein eiweißspaltendes Enzym, tötet Darmparasiten und hilft bei der Verdauung schwerer Mahlzeiten. **Pepsin**, das Verdauungsenzym des Magensaftes, war das erste Enzym, das 1836 von Theodor Schwann entdeckt wurde. **Trypsin** spaltet Eiweiß und dient der Verdauung von eiweißreichen Speisen; es wurde 1849 zum ersten Mal im Sekret der Bauchspeicheldrüse nachgewiesen. **Urease**, ein harnstoffspaltendes Enzym, wurde erstmals 1929 von Sumner in einer kristallinen Form dargestellt.

Die Zerlegung der Stärke und der Zuckerstoffe (der Kohlenhydrate) geschieht im basischen Milieu und beginnt schon im Mund durch das Kauen. Dadurch werden die Speisen mit dem Speichel und damit auch mit dem im Speichel befindlichen Enzym Amylase durchtränkt. Schon im Mund beginnt eigentlich die Verdauung. Im Magen wird dann die im Mund eingeleitete Verdauung fortgesetzt, wobei neue Enzymspezialisten sich einstellen. Aber erst im Darm geschieht die endgültige Zerkleinerung durch Mithilfe der Bauchspeicheldrüsenfermente und des in den Darmdrüsen gebildeten Darmsaftes. Nun können die allerkleinst zerteilten Kohlenhydrate über das Blut und die Pfortader zur Leber wandern, von wo sie dann als Energiespender wiederum mit Hilfe von Enzymen in die Körperzellen transportiert werden.

Die Zerlegung der Fette geschieht durch völlig andere Enzyme. Da sich Fett nicht mit Wasser und den wasserlöslichen Enzymen vermischt, wird es zunächst einmal mittels des Gallensaftes verquirlt, damit die Enzyme, die Lipasen, heran können. Nun werden die Fette in Glycerin und Fettsäuren gepalten und können die Wanderung ins Blut antreten.

Die Zerlegung der Eiweißstoffe geschieht im sauren Milieu und ist noch komplizierter als bei Fett und Kohlenhydraten. Hier sind weitaus mehr Enzyme beteiligt. Eiweiße werden im Mund nur roh bearbeitet, die eigentliche Veränderung beginnt erst im Magen, wobei das Säurebad des Magensaftes einleitend wirkt. Die endgültige Zerlegung erfolgt im Darm mit Hilfe der Enzyme der Bauchspeicheldrüse und der unmittelbar von der Darmwand abgesonderten „Spezialisten".

Nahezu jede der unendlich vielen chemischen Reaktionen in den Zellen benötigt ihr spezifisches Enzym, da jedes Enzym meist nur eine chemische Reaktion katalysieren kann. Da die Enzyme nicht bei jedem Umsatzprozess verbraucht werden, stehen sie wieder für weitere Reaktionen bereit, wie ein Schutzmann, der die Geschwindigkeit des Verkehrs regelt, ohne in die Autos einzusteigen. Nach einer gewissen Arbeitszeit zerfallen die Enzyme und werden vom Körper durch neue ersetzt. Neue Enzyme bezieht der Körper zum Teil aus Pflanzen, zum Teil bildet er sie selbst. Die physiologischen Bakterien des Darmes sind an der Bildung neuer Enzyme mitbeteiligt. Für jeden chemischen Vorgang, der die Existenz der Zelle garantiert, besitzt die Zelle ein spezifisch wirksames Enzym.

Inzwischen kennt man rund 6000 verschiedene Enzyme, von denen jedes als „Spezialist" eine ganz bestimmte biochemische Funktion im lebenden Organismus ermöglicht.

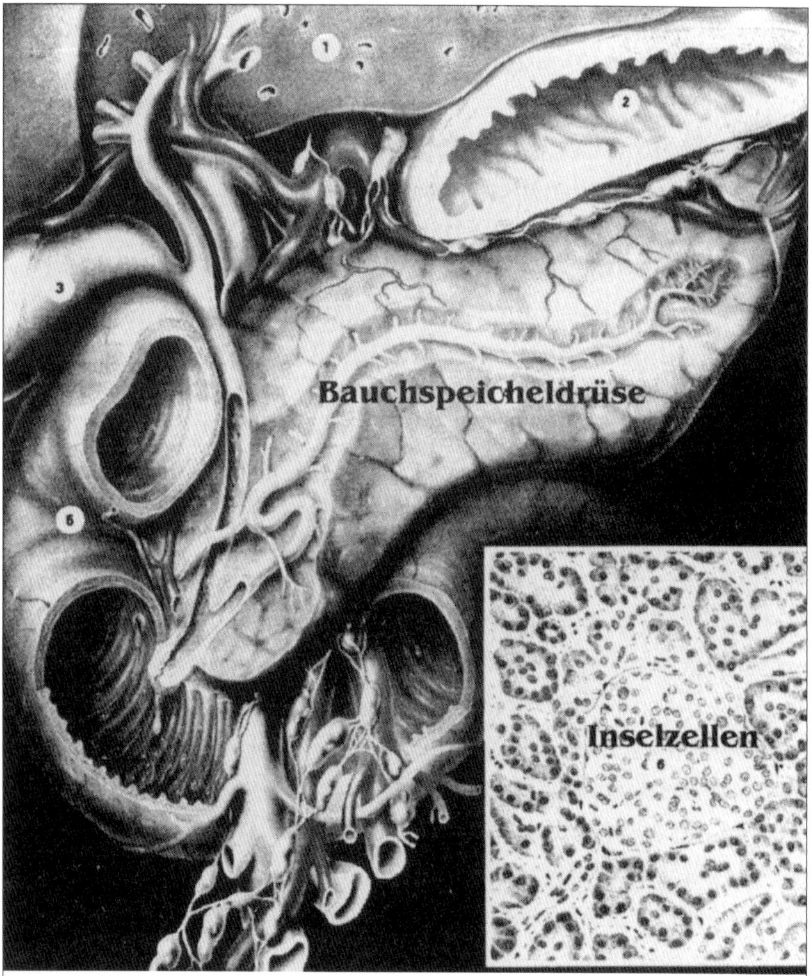

Die Bauchspeicheldrüse ist eine der größten Drüsen des menschlichen Körpers. Hier werden die Enzyme gebildet, die für die Verdauung notwendig sind. Der Verdauungssaft enthält 20 verschiedene Enzyme, die Eiweiß, Fett und Kohlenhydrate spalten. Die Inselzellen bilden Insulin und Glukagon, die direkt ins Blut abgegeben werden und dort die Aufnahme und Abgabe von Zucker regulieren.

Das körpereigene Enzymsystem

Die eigentliche Enzym-Produktionsstätte ist die **Bauchspeicheldrüse.** Ohne sie könnten wir unser Essen nicht verwerten. Wir müssten langsam verhungern, auch wenn wir mehr als genug Nahrung zu uns nehmen würden.

Die Herstellung von Insulin ist beinahe nur eine Nebenproduktion, die Hauptbeschäftigung gilt den Enzymen. Die Bauspeicheldrüse sondert **Lipasen** (fettspaltende Enzyme), **Amylasen** (stärkespaltende Enzyme) und **Proteasen** (eiweißspaltende Enzyme) ab. Täglich kann sie bis zu 5 Liter Bauchspeichelsaft herstellen. Es läuft ständig wie aus einem Wasserhahn.

Die Verdauung ist kein gleichzeitig einsetzendes und ablaufendes Geschehen, sondern ein vielfältiges Ineinandergreifen. Ein Enzym weckt das andere, aktiviert, stimuliert und verstärkt so gleichsam eine Kettenreaktion von Vorgängen. Wichtig ist, dass die Kette nicht irgendwo unterbrochen wird. Es darf kein Enzym fehlen.

Normalerweise produziert die Bauchspeicheldrüse einen hohen Überschuss an Enzymen. Erst wenn die Kapazität auf unter 20 Prozent gesunken ist, treten Beschwerden auf. **Wichtig ist dabei der richtige pH-Wert.** Das Optimum liegt für die Amylase (zerlegt Stärke in Zucker) bei pH 7, für Trypsin (zerlegt Eiweiß in Peptide und Aminosäuren) bei pH 8 und für die Lipase (spaltet als Fettferment die Fette in Fettsäuren und Glycerin) bei pH 9. **Die Lipase ist besonders empfindlich für ein saures Milieu.**

Der dünnflüssige Bauchspeicheldrüsensaft enthält **20 verschiedene Enzyme**, also Stoffe, die für die Zerlegung und Aufbereitung der Nahrung benötigt werden. Bauchspeicheldrüsensaft enthält aber nicht nur Verdauungsenzyme, sondern auch **große Mengen Bicarbonat, um den aus dem Magen kommenden sauren Mageninhalt im Darm zu neutralisieren.** Wenn die Bauchspeicheldrüse krank oder erschöpft ist, ist auch der Eiweiß- und Fettabbau größtenteils gefährdet.

Dr. Willstatter hat das Vorhandensein von Amylasen in den weißen Blutkörperchen (Leukozyten) nachgewiesen und auch gezeigt, dass weiße Blutkörperchen Proteasen enthalten, die den Absonderungen der Bauchspeicheldrüse ähnlich sind.

Die große chemische Fabrik unseres Körpers, die **Leber** ist mit einer Vielzahl von enzymatischen Prozessen beteiligt. Ihre Aufgaben sind außerordentlich vielseitig, sowohl für den Baustoffwechsel als auch für den Energiestoffwechsel. Zudem ist sie Entgiftungsorgan für Medikamente, Nikotin, Alkohol und aus dem Stoffwechsel stammende, auszuscheidende Giftstoffe. Für alle diese Stoffwechsel-Prozesse bildet sie Zell-Enzyme, **es sind mehr als 1000 verschiedene Enzyme**. Sie hat auch einen bedeutenden Bedarf an Apo-Enzymen, also Eiweiß und entsprechenden Coenzymen. **Eine gut funktionierende Leber, die ihre Zellen alle paar Wochen erneuert, ist für die Erhaltung der Gesundheit von größter Bedeutung.**

Auch in und auf der Haut laufen eine Vielzahl von enzymatischen Prozessen ab. Auf der Hautoberfläche findet man Enzyme, die aus dem Talg, dem Schweiß und von den Oberhautzellen stammen. Es sind Sekret-Enzyme, aber sie können auch von Hefe- oder Fadenpilzen gebildet werden.

Eine besonders große Enzymaktivität liegt in der Barriere- oder Intermediärzone der Oberhaut, wo der Übergang aus den lebenden kernhaltigen Zellen in die zellkernfreie tote Hornschicht erfolgt. Hier findet man hohe Konzentrationen von Zell-Enzymen aller Art. Es finden sowohl Abbau- als auch Aufbau-Prozesse statt, bestimmte Phospholipide werden gebildet. In der Lederhaut findet laufend ein Aufbau von Eiweißstoffen, dem Kollagen und Elastin statt. Die hierfür tätigen Enzyme enthalten unter anderem Eisen, Kupfer, Vitamin C und Vitamin E.

Bei jungen Menschen ist der Haushalt der Enzyme meist noch in Ordnung. In der Regel ist ihr Körper noch imstande, ausreichende Mengen der benötigten Enzyme selbst herzustellen.

Nach dem 30. Lebensjahr lässt diese Fähigkeit aber deutlich nach. Daher fällt es gerade älteren Menschen schwer, abzunehmen. Der altersbedingte Enzymmangel verlangsamt den Stoffwechsel. Dadurch baut der Körper Fettzellen nicht mehr so schnell ab. Tests haben gezeigt, dass 70 Jährige nur noch etwa die Hälfte der Enzyme von 20 Jährigen besitzen. Doch nur wenn genügend Enzyme vorhanden sind, können auch körpereigene Abwehrkräfte die Gesundheit erhalten oder wieder herstellen.

Wir haben die Möglichkeit, unseren normalen Bedarf an Enzymen dadurch zu decken, indem wir unsere Ernährung danach ausrichten. Die von Pflanzen, insbesondere durch Rohkost, zur Verfügung stehenden Enzyme, werden vom Darm absorbiert und für die Stoffwechselvorgänge im Körper genutzt. Dies hilft, dem Abbau der Enzym-Reserven vorzubeugen. Jede Mahlzeit sollte mindestens aus einem Teil Frischkost bestehen, damit die Vitalstoffe und insbesondere die Enzyme erhalten bleiben.

Ein vollwertiges „Lebens"mittel

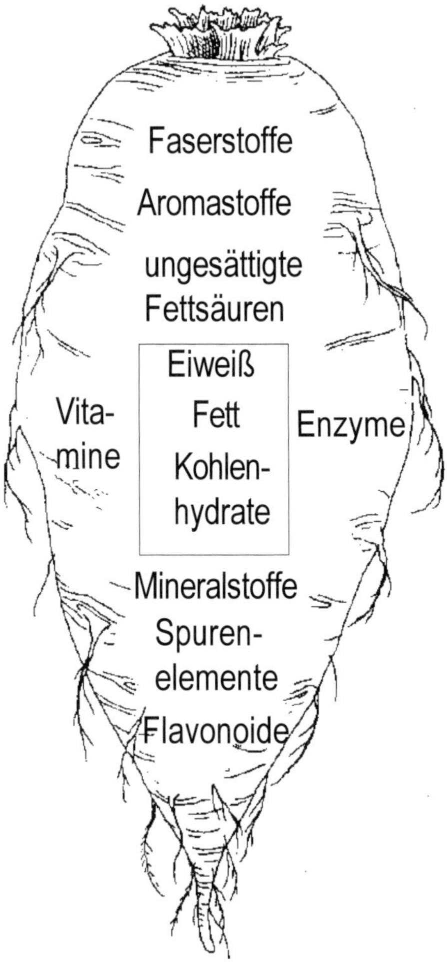

Enzyme aus der Nahrung

Die Frage, ob wir uns selbst auch mit Enzymen versorgen und schützen können, liegt nahe. Die Antwort ist: ja. **Wir können täglich mit der Nahrung viele Enzyme zu uns nehmen, die dazu beitragen, uns gesund zu erhalten.** Rohkost ist in Wirklichkeit auch Heilkost, denn in Salaten, Gemüsen, in Kräutern, in Zwiebeln, im Knoblauch, im Quark, im Joghurt, überall sind Enzyme enthalten, die nicht nur eine gesunde Verdauung bewirken, sondern auch in die Stoffwechselprozesse positiv eingreifen.

Hier gewinnt die Empfehlung, soviel wie möglich roh zu genießen, ihre volle Berechtigung und Bedeutung. **Im rohen, ungekochten Zustand stellen die Frucht- und Gemüsesorten eine ausgezeichnete Quelle von Enzymen dar.** Auch Keime sind eine reichhaltige Enzymquelle, ebenso Früchte, Nüsse und kalt geschlagene Öle.

Are Waerland schreibt im Handbuch der Gesundheit: „**Im grünen Blatt wohnt das größte physiologische Geheimnis des Lebens**. Es enthält alle Vitamine, Mineralien und Eiweißstoffe, alle heilenden und wundertätigen Säfte und die aufgespeicherten Lichtschwingungen und Strahlen, die unumgänglich notwendig sind, damit alle Organe des menschlichen Körpers fehlerlos arbeiten können.

Dass das grüne Blatt alle Lebensfaktoren enthält, geht aus der Tatsache hervor, dass die größten und stärksten Tiere der Erde, wie Elefanten, Flusspferde, Bisonochsen, Pferde, Gorillas und Bären ihre Körper mit rein pflanzlicher Nahrung aufbauen. **Auf dem grünen Blatt beruht alles Leben auf Erden!"**

Wenn auch einige Enzyme im Körper selbst produziert werden, so kommen doch die biologisch aktivsten Enzyme von den Pflanzen. Hier wird besonders deutlich, dass eine gesunde Ernährung unbedingt auch Rohkost einschließen sollte. Auf diese Weise können Sie auf direktem Wege Enzyme aus den Pflanzen gewinnen. **Je mehr Frischkost Sie essen, desto mehr neues Leben fließt Ihrem Körper zu.**

Frische Enzyme wirken auch auf unsere Psyche positiv ein. Stress und Angstgefühle, drückende Sorgen und böse Vorahnungen wirken dagegen als Enzym-Räuber.

Junge Menschen besitzen noch relativ große Mengen an Enzymen, ältere Menschen sind darin ärmer **und benötigen gerade deshalb besonders enzymreiche Nahrung.** Die von den Pflanzen stammenden Enzyme, die sich in der jungen, treibenden Pflanze oder in einer Frucht gebildet haben, unterstützen, als Frischkost genossen, die Drüsenfunktionen des Körpers und eine gute Verdauung sowie die normale Regulierung der Stoffwechselvorgänge. Nach einer vitaminarmen Zeit des Winters sind besonders im Frühjahr Wildkräuter und Wildsalate die besten Enzymlieferanten.

Wenn wir uns vollwertig und abwechslungsreich ernähren, kurbeln wir damit unsere Biokatalysatoren an. Eine vegetarische Ernährung liefert uns eine Unmenge an Enzymen.

Einen ganz besonderen Enzymreichtum enthalten z.B. auch fermentierte Lebensmittel, wie dies vom rohen Sauerkraut bekannt ist. Heute ist es möglich, gemahlenes Getreide zu fermentieren, wie z.B. Braunhirse.

Bei der Fermentation handelt es sich um einen natürlichen Prozess, der vor allem durch sogenannte Milchsäurebakterien verursacht wird. Bei diesem biologischen Vorgang werden die Fruchtzuckeranteile in die doppelte Anzahl Milchsäureanteile, bei Freisetzung von Kohlensäure, umgesetzt.

So entsteht ein haltbares Lebensmittel mit hohem Mineralstoff- und Vitamingehalt. Diese einzigartige Säure ist basenüberschüssig und hat die Funktion, auch in unserem Körper Eiweiß aufzuspalten und den Darm vor giftigen Bakterien zu schützen, mit einem hohen Gehalt an Cholin, das die Darmdurchblutung und Darmbewegung anregt.

Fermentierte Lebensmittel behalten, weil sie nicht erhitzt werden, ihren vollen Vitamin- und Vitalstoffgehalt. **Deutlich gesteigert wird der ernährungsphysiologische Wert, denn unter dem Einfluss der Milchsäurebakterien bilden sich neue Substanzen, wie Acetylcholin, verschiedene Enzyme, Vitamin C sowie in geringen Mengen Vitamin B 12.**

Die bei der Gärung entstehende Milchsäure ist eine schwache organische Säure, die anders als die Gärprodukte **leicht in den menschlichen Stoffwechsel eingebaut wird und dort nicht säurebildend wirkt.**

Neue Forschungen haben ergeben, dass säurehaltige Lebensmittel, wie z.B. fermentierter Joghurt, Sauerteigbrot, fermentiertes Getreide den Blutzucker bis zu 30 Prozent senken können.

Der heutige Stand der Enzymforschung gibt Anlass zu großen Hoffnungen. Dabei handelt es sich nicht um Wunder oder noch um Allheilmittel, sondern um eine bewusste Nahrungswahl im Hinblick auf Stoffwechsel und Gesundheit.

Stressauslösende Ursachen

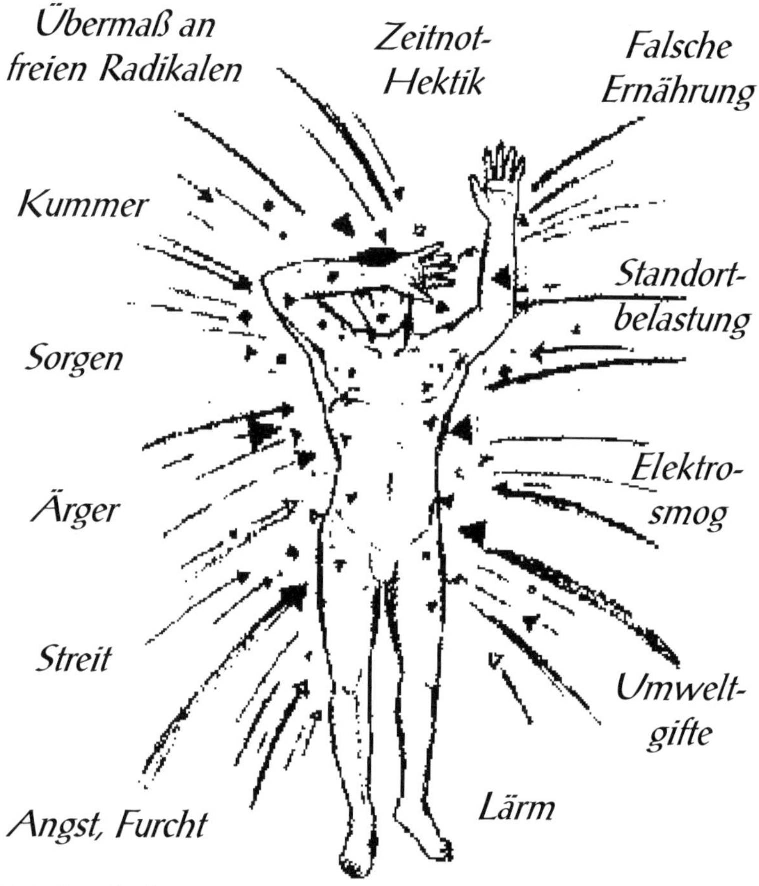

Werden die körpereigenen Abwehrkräfte durch Genussgifte, durch Schad- und Giftstoffe aus der Umwelt, durch falsche Ernährung, zu viel Medikamente und insbesondere durch verschiedene Stress-Situationen belastet, dann müssen mehr Enzyme wirksam werden, um das erhöhte Stoffwechselgeschehen zu beherrschen, das Immunsystem zu entlasten und freie Radikale zu neutralisieren.

Erhöhter Enzymbedarf

Eine wesentliche Voraussetzung für die Gesundheit ist das Zusammenspiel der richtigen Enzyme in der richtigen Menge, bei den täglich ablaufenden Millionen von Stoffwechselvorgängen. Zu den normalen Reaktionen bei der Energie-gewinnung in den Zellen gehört, dass bei der unvollständigen Reduzierung des Sauerstoffs zu Wasser etwa 3 bis 5 Prozent sogenannte **freie Radikale** entstehen. Es sind Sauerstoffverbindungen mit ungepaarten Elektronen, die durch ihre Reaktionsfreudigkeit andere Substanzen angreifen bzw. oxidieren können. **Im Normalfall besitzt jeder Körper genügend Mechanismen, um diese reaktiven Substanzen zu verwerten oder schnell zu entschärfen.**

Freie Radikale haben auch positive Seiten. Ihre zerstörerische Fähigkeit wird vom Abwehrsystem eingesetzt, um gegen Bakterien, Viren und defekte Zellen vorzugehen. Sie haben also eine Doppelwirkung. Zum einen können sie schützend wirken, zum andern aber in der Mehrzahl destruktiv wirken. Die Erhaltung des diffizilen Gleichgewichts zwischen beabsichtigter und unbeabsichtigter Zerstörung durch freie Radikale entscheidet darüber, ob Krankheiten bzw. Alterserscheinungen unter Kontrolle gehalten werden können oder nicht.

Obwohl Entzündungen eine großartige Erfindung der Natur sind und eine sehr wichtige Maßnahme der körpereigenen Abwehr gegen Bakterien und Viren, gegen Gifte und Schadstoffe darstellen, **so werden doch durch diesen Umstand vermehrt freie Radikale gebildet**, die, wenn nicht in Schach gehalten, körpereigenes Gewebe schädigen können.

Bei Verletzungen und Entzündungen müssen vom Gewebe Trümmer abgebaut und Platz geschaffen werden für neue Zellen, um die Heilung zu beschleunigen. **Enzyme sind deshalb unerlässlich, damit Wunden besser heilen, Entzündungen eher abklingen und Erreger vernichtet werden.** Wird der Körper verwundet, braucht er also mehr Enzyme. **Auch wenn die körpereigenen Abwehrkräfte belastet werden durch Genussgifte, durch Schad- und Giftstoffe aus der Umwelt, durch falsche Ernährung, zuviel Medikamente und insbesondere durch verschiedene Stress-Situationen, müssen mehr Enzyme wirksam werden, um das Immunsystem zu entlasten und zu stärken, aber auch um freie Radikale zu neutralisieren.**

Schwermetalle wie Blei, Cadmium oder Quecksilber können durch Komplexbildung wichtige Enzyme ausschalten. Insbesondere das Spurenelement Selen hat eine hohe Affinität für Quecksilber. So kann dies zu einer Selenblockade führen. Da wichtige Enzyme der körpereigenen Abwehr Selen als Zentralatom haben, kann sich hierdurch eine empfindliche Schwächung des Immunsystems ergeben.

Ein weiterer Punkt ist, dass negative Faktoren wie emotionaler Stress, Rauchen, Alkohol, entzündliche Prozesse, Elektrosmog, Luftverschmutzungen usw. **die Entstehung freier Radikale begünstigen.** Vermehren sich diese sehr, können sie im Körper ungewollte Kettenreaktionen auslösen und zu oxidativem Stress führen.

Körpereigene Enzyme wie Superoxid-Dismutase, Katalase und Glutathion-Peroxidase ergänzen sich und neutralisieren in mehreren Reaktionen die freien Radikale. Für ihre Arbeit aber sind sie, wie bereits erwähnt, auf Spurenelemente wie Zink, Selen, Eisen, Mangan und Kupfer angewiesen.

Eine der wichtigsten Aufgaben der Enzyme ist also die Entfernung der freien Radikale. Normalerweise werden die freien Radikale durch die Produktion spezifischer Enzyme in der Zelle neutralisiert (sogenannte „Antioxidans-Enzym-Komplexe"). Fängt beispielsweise Vitamin E ein Radikal ab, kann es durch Coenzym Q10 regeneriert werden. Das Coenzym Q10 wiederum wird vom Vitamin C, dieses von Selen-Enzymen usw. regeneriert. So sorgt eine raffinierte Recyclingkette für eine äußerst wirtschaftliche Wiederverwertung. Doch auch diese ist irgendwann am Ende angelangt, dann müssen die verbrauchten Radikalfänger ersetzt werden. **Vitamine und andere Substanzen in unserer Nahrung sind dafür entscheidend, ob der Organismus genügend Radikalfänger erhält oder nicht.** Mangelhafte Ernährung kann allerdings die Fähigkeit des Körpers vermindern, ausreichend protektive Enzyme zu produzieren.

Enzyme aktivieren auch im Immunsystem die Makrophagen, das sind die Fresszellen mit der besonderen Fähigkeit, alles Fremde und Schädliche im Körper zu erkennen, zu umfließen, einzufangen, in sich aufzunehmen und aufzulösen mit Hilfe spezieller Enzyme.

Dies macht deutlich: **nur wenn genügend Enzyme vorhanden sind, können die körpereigenen Abwehrkräfte die Gesundheit erhalten oder sie wieder herstellen.**
Nur wenn Enzyme in ausreichender Menge vorhanden sind, kann unser Organismus reibungslos funktionieren. Bedingt durch falsche Ernährung, psychischen und physischen Stress und immer häufiger auftretende Umweltbelastungen und vielem anderen, kann es zu einer Unterversorgung und zur Enzym-Mangelkrankheit kommen.

Einige wesentliche Funktionen der Enzyme

Welcher Schaden entsteht, wenn Enzyme nicht richtig oder gar nicht funktionieren?

Wichtig bei Zellatmung und Lebensenergie, reagieren als Zündfunke oder Drehscheibe des Lebens

Abgestorbene Körperzellen und Bakterien werden abtransportiert

Steuerung im gesamten Stoffwechsel

Beschleunigter Abbau von Entzündungen und Giften

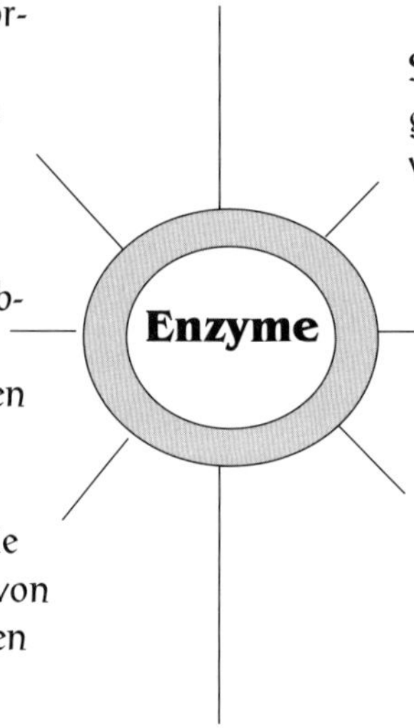

Zerlegen fremde Bausteine der Nahrung und überführen sie in körpereigene Substanzen

Ermöglichen die Übermittlung von Nervenimpulsen

Bauen neues Fett, neues Muskel- und Knochengewebe

Keine Zellteilung, kein Wachstum, keine Fortpflanzung ohne Enzyme. Chemische Reaktionen bei der Energiegewinnung so zu steuern, dass kein Schaden entsteht.

Störungen im Enzymhaushalt
Enzym-Mangel

Enzyme sind sehr empfindliche Gebilde, die sich meist nur unter ganz bestimmten Umweltbedingungen betätigen können. Wegen ihrer chemischen Komplexität sind sie äußerst labil und beeinflussbar. **Da fast alle Enzyme Proteine sind, werden sie schon bei 40 Grad Celsius und mehr geschädigt**, die meisten verlieren ihre Wirkungskraft bei 50-60 Grad Celsius vollständig. Ein Kochprozess kann also Enzyme zerstören.

Doch Enzyme sind auch empfindlich gegenüber Schwankungen des pH-Wertes. Schlechte Fette, vor allem gehärtete und überhitzte Fette, können Apo-Fermente ebenfalls zerstören. Wenn mit der Nahrung Konservierungsstoffe aufgenommen werden, inaktivieren oder zumindest irritieren diese die Enzyme und können unter Umständen die Zellatmung unterbinden oder lähmen und damit Energiemangel auslösen.

Künstliche Farbstoffe, chemische Beimengungen, Schädlingsbekämpfungsmittel, die Auspuffgase des Verkehrs, die Industrieabgase, das Chlor im Trinkwasser, alles was vergiftend wirkt, kann den Enzymen ebenfalls schaden. Insesondere das Coenzym mit dem Metallkern, das meistens ein bekanntes Vitamin ist, kann durch chemische Einwirkungen gestört werden, und **dies kann ebenso zu Fehlsteuerungen führen.** Anorganische Chemikalien sind grobe Enzymstörer. Schmerztabletten und Medizin, regelmäßig eingenommen, können ernsthafte Störungen des Co-Enzyms verursachen. So kann ein irregeleitetes Co-Enzym zum Anti-Vitamin werden. Aus dem Diener und Regulator des Lebens wird sein Gegner.

Wenn beim Ablauf des Stoffwechsel-Prozesses irgendein Enzym mangelhaft vorhanden ist oder fehlt, wird die Reaktion an dieser Stelle blockiert und es bildet sich dort vielleicht ein Zwischenprodukt, das unter Umständen zu Entzündungen oder Krankheiten führen kann. Oft sind Krankheiten auf die Blockade bestimmter Enzymsysteme zurückzuführen. **Werden dem Körper die fehlenden Enzyme zugeführt, kann die Blockade aufgehoben werden.** So gewinnt die Enzymtherapie als Naturheilmethode an Bedeutung. Schon die Inkas behandelten Schwellungen mit Papayablättern (Enzym Papain).

Falls irgend ein Enzymsystem im Körper fehlen sollte oder in Unordnung gekommen ist, gerät der Stoffwechsel aus der Balance. Im Grunde genommen sind fast alle Lebenserscheinungen auf Enzymreaktionen zurückzuführen. **Man kann davon ausgehen, dass die Krankheitserscheinungen auch durch die Störung des Enzymsystems hervorgerufen werden können.**

Ein Problem verursacht das zuviel verzehrte und nicht abgebaute Eiweiß. Es wird im aus dem Bindegewebe bestehenden Zwischengewebe gespeichert. Im überfüllten, blockierten Bindegewebe kann es dann zu Sauerstoffmangel kommen. Der Stoffwechsel schaltet auf den wenig ergiebigen Ersatzstoffwechsel der Gärung um, bei dem saure Stoffwechselprodukte entstehen (Milchsäure), was zur Übersäuerung der Gewebe und zu Rheuma und anderen Krankheiten führen kann.
Wird die Zelle zu sauer, können Enzyme nicht mehr reagieren. Wenn sich das Milieu nicht normalisiert, gehen Zellen zu Grunde.

Eiweiß-Speicherung, die zur Übersäuerung führt, kann dadurch eine Enzym-Mangelkrankheit auslösen.

Durch Enzym- und Vitaminmangel kann es Veränderungen an Haut und Schleimhäuten geben sowie Abwehrschwäche, Ausfälle von Nervenfunktionen, Wachstumsstörungen, Blutarmut, schlechte körperliche und geistige Leistungsfähigkeit und verzögerte Wundheilung.

Eiweißspeicherung wird hauptsächlich bei Überernährten und bei Zellulitis gefunden. Durch den Mangel an Enzymen, Vitaminen und Mineralstoffen wird bei ihnen der Stoffwechsel gestört. Mineralstoffmangel kann auch zu Anämie, Knochenveränderungen, Erkrankungen des Herzmuskels, zu verminder-ter Fähigkeit des Energiestoffwechsels, zu Osteoporose, Krämpfen, Muskelschwäche sowie Wachstumshemmungen führen.

Ebenso kann auch durch Eiweißspeicherung eine Stress-Situation ausgelöst werden. Es kann zu einem Adrenalinanstieg kommen, wodurch Acetylcholin, der Gegenspieler von Adrenalin, vermindert wird und damit auch die Nervenkapazität.

Es kann zu Blutdruckanstieg kommen und zu einer Wechselwirkung auf andere Hormone und damit zu empfindlichen Störungen.

Sehr viele Menschen werden **mit Antibiotika behandelt. Dies verändert aber die Darmflora,** d.h. Millionen kleiner Fabriken für Enzyme, Vitamine und Schutzsubstanzen, die für die Gesundheit notwendig sind, funktionieren nicht mehr richtig. Auch Gifte, die in den Körper gelangen oder im Körper durch Bakterien und Viren produziert werden, wirken enzymhemmend und enzymzerstörend. Wenn die von Enzymen gesteuerten biochemischen Vorgänge ausfallen, treten die verschiedensten Mangelkrankheiten auf und es kann durch Ausfall von Enzymen auch zu schweren Krankheiten kommen.

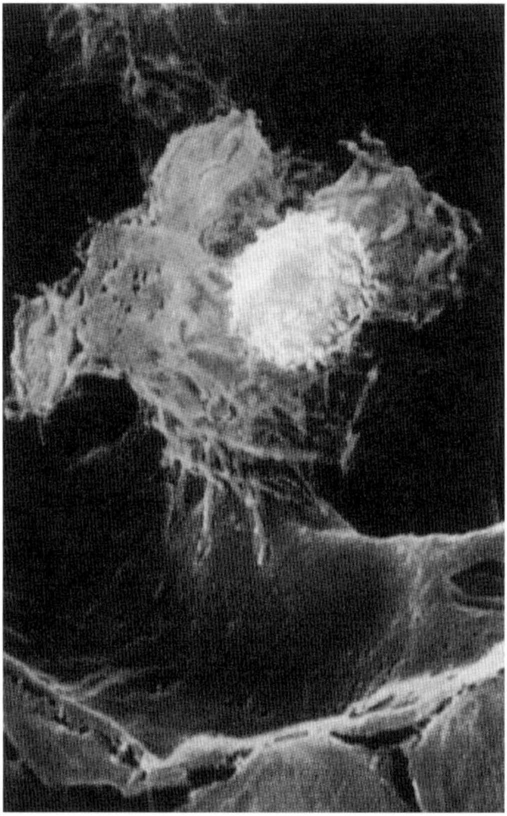

Makrophage (unten), Endothelzelle, Lymphozyt

Makrophagen sind die Hauptentsorger des Immunsystems. Sie können eindringende Mikroben, fremde Partikel, kranke Zellen und Zelltrümmer verschlingen und vernichten. Endothel ist die Zellschicht, die u.a. die Innenhaut der Blut- und Lymphgefäße auskleidet. Lymphozyten ist die allgemeine Bezeichnung für weiße Blutzellen. Zu den Lymphozyten gehören B-Zellen, T-Zellen und natürliche Killer-Zellen.

Enzyme und Immunsystem

Das Immunsystem hat einen hohen Energieumsatz und ist auf eine gute Versorgung mit Enzymen angewiesen. Täglich wird unsere Gesundheit von Viren, Bakterien, Umwelteinflüssen, falscher Ernährung und auch psychischen Belastungen bedroht. Zum Schutz gegen die Angreifer hat unser Organismus das Immunsystem als ein komplexes System zur Abwehr entwickelt.

Die entscheidende erste Instanz in diesem Abwehrsystem sind Haut und Schleimhäute als direkte Verbindung zur Außenwelt. In ihnen sind Abwehrzellen (Makrophagen) und Enzyme (Lysozyme) eingelagert, um schädliche Viren und Bakterien abzufangen. Überwinden Eindringlinge den Sperrriegel von Haut und Schleimhäuten, wird das eigentliche Immunsystem aktiv.

Die Lysozyme zählen zu den Hydrolasen. (Lysin= griech. Auflösung). Lysozyme vermögen die Mureinschicht der Bakterien anzugreifen. Sie sind also wichtig für die Abwehr bakterieller Infektionen **und für die Ausscheidung von körperfremdem Eiweiß.** Sie können so zur Stoffwechselregulierung und zur Blutdrucksenkung beitragen.

Sehr viele Lysozyme enthält Molke. Da Molke so schnell wie Wasser den Magen passiert, können die Lysozyme im Darm ihre hilfreiche Arbeit verrichten. Bei längerem Verweilen im Darmtrakt werden in der Regel Lysozyme durch die Magensäure zerstört. Lysozyme können die Nieren entlasten, da belastende Eiweiße, die aufwendige Stoffwechselprozesse erfordern, zerstört werden.

Gerade heute bei der eiweißreichen Ernährung ist die Gefahr einer Eiweißmast und damit für Blutdruckerhöhung und für Blutversäuerung besonders hoch.

Das System der inneren Verstoffwechselung (Phagozytose) ist neben der Ausscheidung über Darm, Niere, Lunge und Haut das effektivste Werkzeug des Immunsystems. Die Hauptakteure dieser inneren Entsorgung sind die Makrophagen.

Bei einer Virusinfektion gibt es keine wirksamen Medikamente, das Immunsystem muss sie selbst überwinden. **Da Viren aber fast nur aus Eiweiß bestehen, können sie durch eiweißspaltende Enzyme geschädigt und dann von der Körperabwehr leichter überwunden werden.**

Sind genügend Transportmoleküle mit den Enzymen verbunden, werden die Makrophagen und die Killerzellen deutlich aktiviert. Nach Dr. A. E. Leskovar konnten durch Einnahme von Enzymen in kürzester Zeit die Zahl der Makrophagen um 700 Prozent und die der Killerzellen sogar um 1300 Prozent gesteigert werden. Deshalb bekommen Menschen mit einem starken Immunsystem in der Regel keinen Tumor.

Untersuchungen haben ergeben, dass Enzyme vor allem bei den verbreiteten Herpes-Simplex-Infektionen und der Gürtelrose sowie kombiniert mit Vitamin C bei Erkältung und Grippe günstig wirken.

Vermehrt wendet man Enzyme inzwischen innerlich und äußerlich auch bei verschiedenen Verletzungen und Entzündungen an. Von den entzündungs- und schmerzlindernden Eigenschaften der Enzyme profitieren auch Rheumatiker und Patienten mit entzündlichen Prozessen oder Geschwüren. Entzündliche Stoffe werden durch Enzyme schneller abgebaut und die Regeneration wird gefördert.

Auch bei Sportverletzungen kann es zu Entzündungssymptomen, Überwärmung, Schwellung, Rötung, Schmerz und eingeschränkter Beweglichkeit kommen. Im sauren Milieu akuter Entzündungsprozesse arbeiten vor allem die pflanzlichen Proteasen effektiv, während bei chronischen Entzündungen, wenn das Milieu umschlägt, Trypsin wirksam ist. Enzyme spalten die Eiweißketten, mit denen sich die weißen Blutkörperchen im Entzündungsgebiet anseilen. Auch zerstören sie die Eiweißkörper, mit denen die Makrophagen ihre Genossen anlocken. Dadurch kommt es im akuten Stadium zu einer Milderung der Entzündungsreaktion. Weniger weiße Blutkörperchen finden in das Entzündungsgebiet.

In der Heilungsphase beschleunigen Enzyme die Rückbildung; sie spalten Eiweißkörper, die im Entzündungsherd verblieben sind und erleichtern den Abtransport.

Zusammenfassend kann gesagt werden, dass Enzyme im gesamten Immunsystem auf vielfältige Weise eine helfende, regulierende Wirkung ausüben. Sie sind stets an der Auflösung von Immunkomplexen und beim Abtransport von Zelltrümmern beteiligt. Die Aktivität der Makrophagen und anderer Immunzellen kann über Enzyme gefördert, ebenso bei jeder überschießenden oder fehlerhaften Reaktion auch gehemmt werden.

Enzyme sind an sich nie Förderer nur einer Richtung, sie sind immer auch zur Gegensteuerung fähig, zum Gasgeben und zum Bremsen.

Verdauungsenzyme des Verdauungssystems

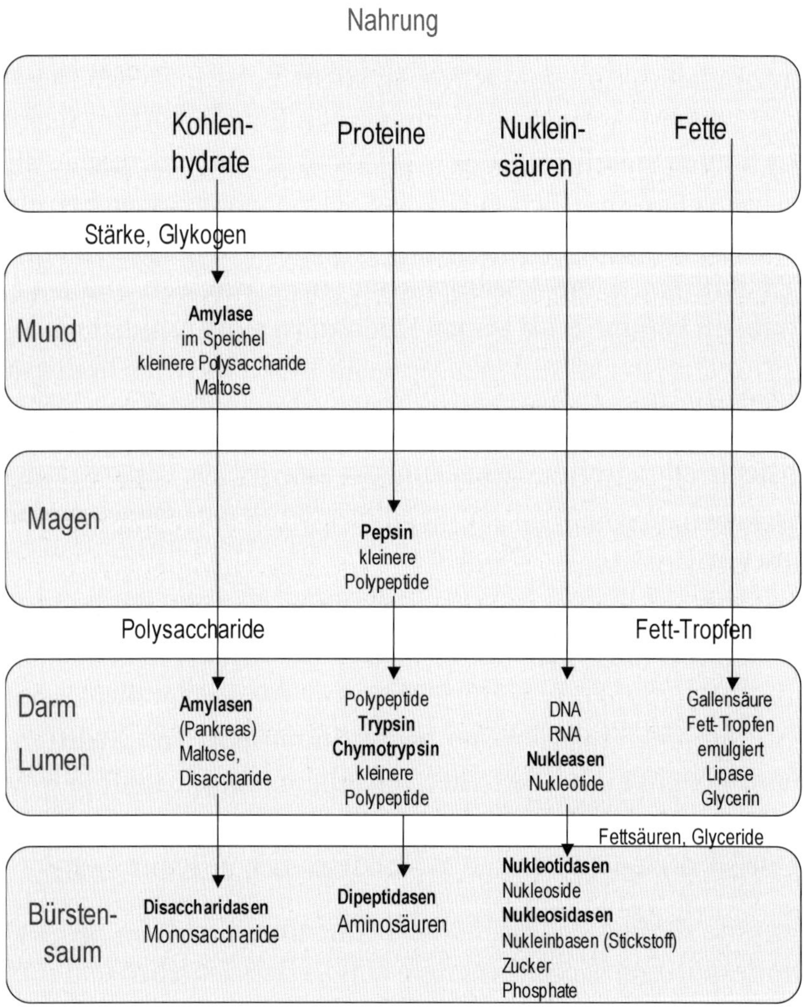

Enzyme und Verdauung

Aufgabe der Verdauung ist es, die mit der Nahrung aufgenommenen körperfremden Stoffe im Verdauungstrakt so aufzuschließen, dass resorbierbare, wasserlösliche Nährstoffe über die Darmwand in das Blutgefäßsystem und in den Stoffwechsel eingeschleust werden können.

Unser Körper zieht seine Kraft und Energie aus der Nahrung. Dank der Nahrung ist er leistungsfähig. Allein unser Gehirn arbeitet pausenlos, unsere Glieder müssen sich bewegen und unsere Sinne und unser Nervensystem sollten gut funktionieren.

Obst ist eine vollkommene Nahrung. Zur Verdauung von Obst benötigt der Körper die wenigste Energie, bezieht jedoch daraus mehr Nährstoffe und vor allem Enzyme als aus jeder anderen Nahrung. Doch sollte Obst möglichst auf leeren Magen gegessen werden. Warum? Weil Obst vor allem im Dünndarm und nicht im Magen verdaut wird. Wenn der Magen voll ist, dann wird das Obst dort längere Zeit festgehalten und kann zu gären beginnen. Normalerweise benötigt der Körper 30 Minuten, um frisches Obst zu verdauen, ungefähr 2 bis 3 Stunden für Kohlenhydrate und mindestens 3 Stunden für Eiweiße, unabhängig vom Fettgehalt der Nahrung.

Wir sollten unserem Körper echte „Lebens"mittel zur Verfügung stellen, die er dringend benötigt. Bei normaler Funktion induziert jedes Nahrungsmittel, auch jeder Fremdstoff, die Produktion „seines Enzyms" (Enzymkaskade).

Die Enzyme haben die Aufgabe, das noch körperfremde Nahrungsmittel zu einem körperverwertbaren Grundbaustein zu spalten. Ist dies nicht der Fall, verbleiben unvollständig aufgespaltene Nahrungsmittel mit körperfremden Eigenschaften im Organismus. Ein Teil dieser schlecht verdauten Nahrung gelangt dann über den Verdauungsweg in tiefere Darmabschnitte, führt dort durch Entstehung abnormer Abbauprodukte zu Verdauungsbeschwerden (z.B. Blähungen) und folglich zur Veränderung der Darmflora.

Die physiologischen Bakterien des Darmes sind an der Bildung vieler Enzyme mitbeteiligt, deshalb ist es auch so wichtig, dass die Darmflora in Ordnung ist. Für jeden chemischen Vorgang, der die Existenz der Zelle garantiert, besitzt die Zelle ein spezifisches Enzym.

Eine ungesunde Ernährung und Lebensweise führt zu einer belasteten Darmflora, bei der meist die Pilze überwiegen. Sie befallen nicht nur den Darm, sondern auch die inneren Organe wie Leber und Milz. **Bei 1500 analysierten Stuhluntersuchungen fand man bei 97,5 Prozent der Patienten Überwucherungen mit Pilzen, Fremdbakterien und Krankheitserregern.** Eine ungenügende biochemische Verarbeitung von Eiweißen hinterlässt schädliche Abbauprodukte im Darm. Im Dickdarm kann es von fäulniserregenden Bakterien wimmeln, die ihre Nahrung aus den Resten von Eiweißstoffen nehmen.

Unverdaute Eiweißrückstände können sich dick und verhärtend an die inneren Darmwände ansetzen. Unverdaute Eiweißrückstände können letztendlich sogar die notwendige Bewegung der Darmmuskulatur (Peristaltik) hemmen. Vor diesem Hintergrund wird die Bedeutung der Enzyme deutlich. Enzyme helfen eiweißhaltige Nahrung gründlich zu verdauen und vernichten Zelltrümmer. Der Magen-Darmtrakt ist das Hauptarbeitsgebiet der Enzyme.

Neben Bromelain ist auch noch das Papain, das aus 212 Aminosäuren aufgebaut ist, wohl das wirksamste eiweißspaltende Enzym, eine Art von Pepsin, nur pflanzlichen Ursprungs (Papayafrucht). Eiweißspaltende Enzyme finden wir auch in der Kiwi (Actinidin).

Papaya z.B. entsäuert durch seine extrem starke Basenwirkung den Organismus, sie ist eine ausgezeichnete Basenquelle. Dies ist heute bei der Übersäuerung des Blutes ein ganz wichtiger Faktor. Papaya baut Ablagerungen von Schlacken im Verdauungstrakt und Gewebe auf natürliche Weise ab und kann den Darm von Fäulnisbakterien befreien. Dass die Befreiung des Dickdarms von verhärteten Abfallstoffen auch Leber und Nieren entlastet und damit indirekt dem Herzen eine Erleichterung verschafft, ist offensichtlich. Eine gesunde Darmflora ist auch Voraussetzung für die lebensnotwendige Aufnahme von Vitamin B 12.

Das Papain ermöglicht dem Körper zudem Arginin herzustellen, eine der essentiellen Aminosäuren aus verschiedenen Stoffen im Magen und Darm. Arginin ist wesentlich beteiligt am Harnstoff-Zyklus und nimmt da eine Schlüsselstellung ein. Außerdem spielt Arginin eine entscheidende Rolle bei der Produktion von Stickoxid, einem wichtigen regulativen Stoff in Blutgefäßen und im Gehirn. Die Aminosäure aktiviert auch das Wachstumshormon HGH, das von der Hirnanhangdrüse hergestellt wird und für die Zellerneuerung und Regeneration von Leber, Muskeln, Haut und Knochenknorpeln wichtig ist.

Papaya fördert auch den Abbau überflüssiger Pfunde. Durch das Enzym Papain wird der Körper ebenfalls darin unterstützt, Entzündungen auszuheilen. Papain macht das Blut dünnflüssiger, baut Giftstoffe im Entzündungsherd ab und verhindert die

Bildung krankhafter Immunkomplexe, die zu neuen Entzündungen führen und die körpereigene Abwehr hemmen.

Es wurde schon erwähnt, aber es ist wichtig, nochmals darauf einzugehen:
Da der besondere Wert der Salate und Gemüse unter anderem in ihrem Reichtum an Enzymen, Vitaminen, Mineralstoffen, Spurenelementen und Eiweißstoffen liegt, werden diese leider durch starke Erhitzung bei etwa 90 Grad Celsius vermindert oder ganz zerstört. Wenn die kritischen Temperaturen überschritten werden, können Lebensmittel statt zur Belebung, zur Belastung des Körpers führen.

Veränderte Eiweißstoffe können beispielsweise antigene Eigenschaften besitzen, Dies führt dazu, dass die Darmschleimhaut Leukozyten (weiße Blutkörperchen) mobilisiert, um Antikörper (Abwehrstoffe) gegen diese veränderten Eiweißstoffe zu bilden. Je stärker die Erhitzung ist, desto stärker reagiert der Körper mit einer sogenannten **Verdauungsleukozytose**. Bei einer enzymarmen, gekochten Nahrung beginnt die Leukozytosereaktion ganz kurz, nachdem die Nahrung mit der Magenwand in Berührung kommt. Man kann sie nach 3-5 Minuten nachweisen.

Bei Rohkostgenuss bleibt der Anstieg der Leukozyten in der Darmschleimhaut aus. Die Aufnahme von pflanzlicher Rohkost vor Aufnahme der gekochten Speise oder zusammen mit ihr verhindert sogar nach Forschungen von Kouchakoff (Lausanne) eine Verdauungsleukozytose.

Bei einer enzymreichen, ungekochten Rohkost gelangen die sauerstoffzehrenden Fermente (Katalse, Peroxidase), die insbesondere in frischem Gemüse und in den Früchten ent-

halten sind, zu etwa 50-80 Prozent in den Dickdarm und sorgen dort für eine anaerobe gesunde Darmbakterien-Flora. Ein sauerstofffreier Darminhalt ist entscheidend für die Eindämmung krankmachender Bakterien.
Früher dachte man, die Fermente der Frischkost würden durch die sich im Darm befindenden Verdauungssäfte zerstört, was aber nicht der Fall ist.

Eine schlechte Darmflora, wie sie heute stark verbreitet ist, bringt einen wesentlich höheren Kalorienbedarf mit sich, da die Darmflora dann einen größeren Teil für sich beansprucht sowie einen höheren Bedarf an Vitaminen, weil die sonst in einem gesunden Darm erzeugten Vitamine wegfallen.

Dauert die Leukozytose länger an, kann es zu einer Autoimmunreaktion, einem Kontrollverlust der körpereigenen Abwehrreaktion kommen.

Bei starkem Erhitzen der Speisen findet jedoch nicht nur eine Zerstörung wichtiger Nährstoffe und ein Abbau notwendiger ungesättigter Fettsäuren statt, sondern es können sich auch körperfremde Stoffe bilden. Da unser Körper bereits mit einer großen Menge an Umwelteinflüssen fertig werden muss, sollte er nicht noch zusätzlich durch solche Stoffe belastet werden.

Werden Makrophagen überfordert, verbleiben zirkulierende Immunkomplexe zunächst im Blut, später werden sie im Zwischengewebe (Bindegewebe) abgelagert und können dort die Symptome einer Erkrankung auslösen.

Blutkreislauf und Blutgefäße

Unser Herz, das etwa 300 Gramm wiegt, schlägt im Schnitt 75 mal in der Minute. Das sind 40 millionenmal in einem Jahr und ca. 2,5 milliardenmal im ganzen Leben.

Pro Minute werden 6 Liter Blut durch die Adern gepumpt, so dauert es rund 30 Sekunden, bis das Blut von einem Arm zum nächsten geflossen ist.

Täglich sind dies über 8000 Liter und in einem Leben etwa 250 Millionen Liter Blut.

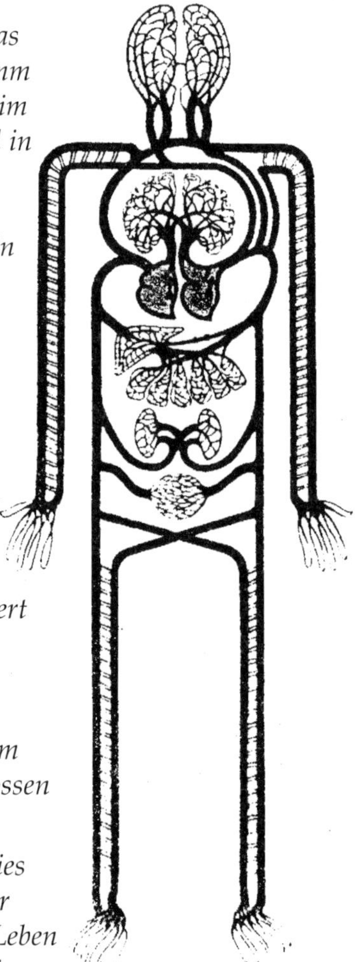

Dabei fließt das Blut nicht nur durch große Arterien und Venen, sondern auch durch hauchdünne Kapillargefäße, die eine Gesamtlänge von 200 000 Kilometern ausmachen, fast fünf mal könnte man diese Gefäße um den Erdball wickeln. Aufeinandergestapelt ergäben die roten Blutkörperchen, die sich drei mal im Jahr erneuern, die weißen alle neun Tage, einen Turm, der 50 000 Kilometer hoch wäre.

Enzyme und Gefäßerkrankungen

Unsere Blutgefäße haben die Aufgabe, den Körper bis in seine entferntesten Regionen mit Blut zu versorgen. Jede Zelle ist an dieses Versorgungsnetz angeschlossen, auch die Zellen der Nerven, der Drüsen und des Gehirns. Mit dem Blutstrom werden den Organen und Organteilen nicht nur Nahrungsstoffe und Bausteine, sondern auch Anregungs-, Belebungs- und Reglerstoffe wie Vitamine, Hormone und Enzyme zugeführt.
Damit die Versorgung ungehindert vor sich gehen kann, ist deshalb ein guter Zustand der Blutgefäße immens wichtig. Unser Blut enthält Sauerstoff, Mineralsalze, Hormone, Vitamine, Zellbausteine und Enzyme.

Wenn sich Blutgefäße durch Fehlernährung und damit Enzymmangel verengen oder gar verstopfen, dann ist die Blutversorgung der Bezirke, denen sie zugeordnet sind, mangelhaft oder ganz unterbunden. Bei den Blutgefäßen des Herzens (Herzkranz) kann das zum Herzinfarkt führen, bei den Blutgefäßen des Gehirns zur Zerebralsklerose und zum Hirnschlag, bei denen der Lunge zur Lungenembolie (Lungeninfarkt) und bei denen des Magens zur Unterernährung oder Fehlernährung der Magenschleimhaut, zur fehlerhaften Zusammensetzung des Magensaftes und schließlich zum Magengeschwür. Beim Versorgungssystem der Bauchspeicheldrüse kann es zur Zukkerkrankheit führen und (oder) zum Ausfall wichtiger Enzyme, die in die Eiweiß- und Fettverdauung eingreifen oder zu einer fehlerhaften Zusammensetzung der Enzyme, was zu Störungen im Stoffwechsel oder aber auch zu einer Pankreatitis führen kann.

Unmittelbar mit den Blutgefäßen hängt **das größte Gesundheitsproblem des 21. Jahrhunderts zusammen, nämlich die Herz-Kreislauferkrankungen.** 50 Prozent der Menschen sterben an Herzinfarkt, Schlaganfall und anderen Formen der Herz-Kreislauferkrankung. Die Hauptursachen, warum dies geschieht, sind uns bereits bekannt: Dies liegt in einer unkontrollierten Ernährungsweise, insbesondere an einem Eiweißüberschuss und Enzymmangel.

Mit eine der am meisten verbreiteten chronischen Erkrankung ist die Arteriosklerose. Bei ihr haben die Gefäßwände ihre Elastizität, je nach Stadium, verloren. **Es kommt zu örtlich umschriebenen Reizungen und Entzündungen, die zu Rissen und Schädigung der glatten Innenschicht der Blutgefäße führen können.** An den geschädigten Stellen können sich Blutfette, insbesondere Cholesterin, Blutbestandteile und später auch Kalksalze festsetzen. Das Endothel verhärtet sich und verdickt. Durch diese Ablagerungen werden die Wände starr und der Gefäßdurchmesser wird kleiner. In einem komplizierten Mechanismus bilden sich sogenannte Plaques, die den Gefäßquerschnitt immer mehr verkleinern.

Durch diese Gefäßverengungen kommt es zur Minderdurchblutung lebenswichtiger Organe. Je nachdem welche Arterien betroffen sind, entstehen unterschiedliche Folgekrankheiten. Durch die Verengung der Gefäße steigt der Blutdruck, der wiederum das Herz belastet.

Es ist nicht nur die Eiweißmast, die als wesentliche Ursache für Arteriosklerose angesehen werden kann, sondern es gibt noch weitere Miturachen, die erkannt werden müssen. Es ist, wie bereits erwähnt, der Enzymmangel insbesondere von fettspaltenden Lipasen und der Mangel an Vitamin B, Vitamin C und Vitamin E. Den Enzymen kommt deshalb bei der Verhinderung von Arteriosklerose eine enorme Bedeutung zu, da Lipasen nicht nur den Blutfettspiegel senken, sondern auch erreichen, dass Ablagerungen in den Blutgefäßen wirksam abgebaut werden können.

Dies sollte im Hinblick auf eine Gesundheitsvorsorge und auch für ein gesundes Alter unbedingt berücksichtigt werden. Es ist heute allgemein bekannt, wie wichtig für das Bindegewebe das Vitamin C ist, vor allem für die Bildung von Kollagen. Gerade als Stabilitätsmoleküle gilt dies auch ganz besonders für die Blutgefäße.

Wenn im Bindegewebe und auch bei Blutgefäßen durch Mangel an eiweißspaltenden Enzymen das Kollagen ungehindert abgebaut wird, werden Gefäße, Bindegewebe und Haut spröder. Sie verhärten sich und werden unelastisch.
Wenn die Gefäßwände durch Verhärtung verändert sind und die zarten Gewebe durch Muskelfasern ersetzt wurden, können sich Ablagerungen in den Blutgefäßen ansammeln. Wenn dabei das Blut noch zu langsam fließt, weil es durch zu wenig Wassertrinken und Versäuerung zu dick geworden ist, neigt es dazu, sich an den Wänden festzukleben.

Dann können nur noch Enzyme helfen, damit die Adern nicht zugebaut werden. Die Enzyme lösen das Fibrin ab, so dass die Abwehrkräfte Zugang finden.

Bei allen Gefäßerkrankungen können Enzyme ein wertvoller Helfer sein, der problemlos in Anspruch genommen werden kann.

Krebs als multifaktorielles, komplexes Geschehen

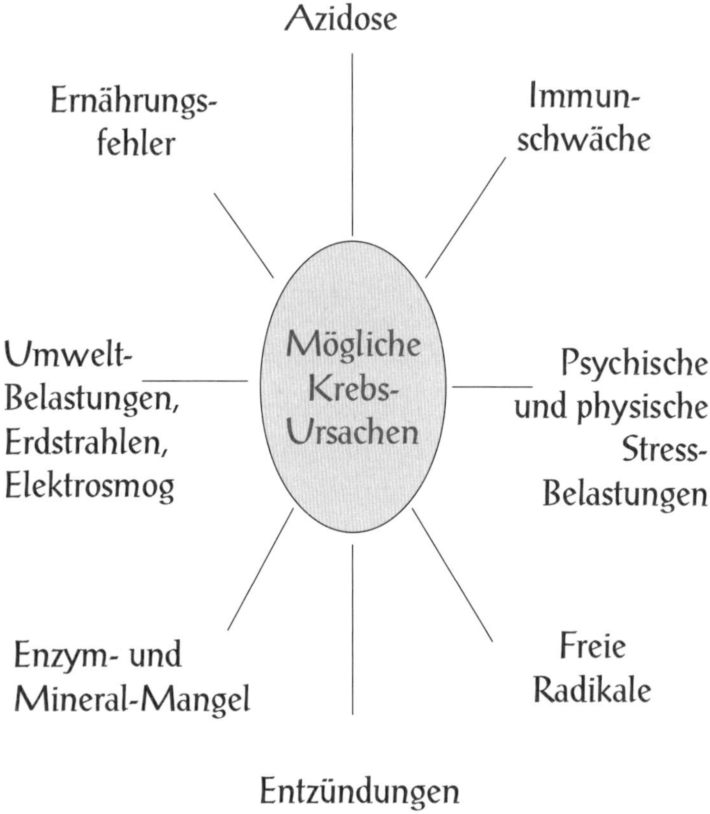

Enzyme und Krebs

Diagnose Krebs! Diese Krankheit gehört zu den zweithäufigsten Todesursachen und fordert bei uns jährlich 220 000 Menschenleben. Weltweit sterben laut der Weltgesundheitsorganisation 6 Millionen Menschen jährlich an Krebs. Voraussagen gehen davon aus, dass in den westlichen Ländern jeder zweite bis zum Jahre 2015 an Krebs erkranken wird.

Die Schulmedizin setzt vor allem Strahl-, Stahl- und Chemotherapien ein, ohne ein besonders nennenswertes Ergebnis. Deshalb empfahl der Onkologe Professor Brücke, Vorstand der chirurgischen Abteilung des Allgemeinen Krankenhauses Linz: „Man wird gut daran tun, auf Einzelinitiativen begabter Forscher einzugehen, will man diese Menschheitsgeißel in den Griff bekommen."

Die große Frage ist diese. **Ist Krebs wirklich eine Krankheit oder nur das Ergebnis eines gestörten Stoffwechselgeschehens im Körper?** Ist der Tumor selbst nur die Spitze eines Eisberges, dessen Entwicklung in dem gestörten Stoffwechsel des Körpers zu suchen ist?

Dr. Reams konnte nachweisen, **dass bei Krebspatienten der Energie-Level des Stoffwechsels auf unter 30 Prozent der möglichen Kapazität abgesunken ist.** Daraus lässt sich folgern, dass sich nur bei einem sehr reduziert arbeitenden Stoffwechsel (Energie-Level) der Krebs entwickeln kann.

Durch Zellen, die sich aufgrund der Sauerstoffnot des Körpers vom sauerstoffabhängigen Stoffwechsel auf einen von ihrem Organismus losgelösten Stoffwechselweg, auf Gärung, umstellen, wird die Energiebilanz immer schlechter und der Körper wird ernsthaft geschädigt.

Dr. Reams konnte auch feststellen, dass der Mensch täglich etwa 40 Tausend Krebszellen ausscheiden kann, ohne zu erkranken, Voraussetzung ist allerdings, **dass das Immunsystem voll aktiv ist.**
Es wurde festgestellt, dass das Blut gesunder Menschen reich ist an Enzymen. **Den bei weitem niedrigsten Enzymgehalt im Blut besitzen in der Regel Krebspatienten.** Man darf annehmen, dass ein Mangel an Enzymen auch eine Voraussetzung schafft, an Krebs zu erkranken.

Enzyme können auf verschiedene Weise in das Tumorgeschehen eingreifen. So stimulieren sie vor allem das körperliche Abwehrsystem. Es wurde bereits im Kapitel über das Immunsystem berichtet, dass durch Einnahme von Enzymen die Zahl der Makrophagen und der Killerzellen enorm zunehmen kann und damit auch die Aktivität und Wirksamkeit des Immunsystems.

Das Immunsystem hat einen hohen Energieumsatz und ist auf eine adäquate Versorgung mit Enzymen, insbesondere auch auf das Coenzym Q 10 angewiesen, das in der Atmungskette eine wichtige Rolle spielt.

Krebszellen haben eine gewisse Klebrigkeit, die von Fibrin-Ablagerungen stammt, mit der sie sich an der Innenwand eines Blutgefäßes festzusetzen suchen. Dann umhüllen sie sich mit einem Fibrin-Netz, um nicht erkannt zu werden.
Hier können fibrinlösende Enzyme eine große Hilfe sein. Die Enzyme hemmen offenbar die Tarnfähigkeit der Krebszellen.

Krebs lässt sich verhindern, solange das körpereigene Abwehrsystem nicht defekt ist und solange Enzyme vorhanden sind, die das Fibrin aufzulösen in der Lage sind, damit die Abwehr aktiv bleibt und auch Antigene, körperfremde Substanzen, erkennen und überwinden kann.

Enzyme zur Behandlung von Krebs wurden schon von Indianern angewendet. Sie wussten schon von der Heilwirkung der Enzyme bevor Kolumbus ankam. Sie legten beispielsweise auf schlimme Wunden und bösartige Geschwulste Blätter der Papayapflanze auf. Die Papayapflanze gilt als proteolytische Enzymquelle.

Indianerfrauen auf der Insel Guadeloupe trugen vor Feiertagen Ananasbrei als Gesichtsmasken auf. Danach glänzte der Teint seidenweich. Die Ananas enthält große Mengen des Enzyms Bromelain, das Eiweiß zerlegt, Bakterien angreift oder verletzte Hautschichten beseitigt.

Nach Dr. med. Wolf-Dieter Bessing „wirken Enzyme wie Trypsin und insbesondere Chymotrypsin der erhöhten Blutklebrigkeit entgegen, was eine Hemmung der Metastasenbildung erklärt.
Schon im Vorfeld von Operationen eingesetzt, können Enzyme die Schädigung des Immunsystems abmildern, nach der Operation den Stress abfangen, die Wundheilung fördern und gleichzeitig das Metastasenrisiko senken.
Wissenschaftliche Untersuchungen zeigten in Tierversuchen, bei denen Bromelain oder Papain mit Melanomzellen zusammengebracht wurden, eine Verringerung der Lungenmetastasen um 80 Prozent."

Enzyme richten niemals von sich aus einen Schaden an, sondern tragen immer dazu bei, dass auch andere Maßnahmen noch wirksamer werden.

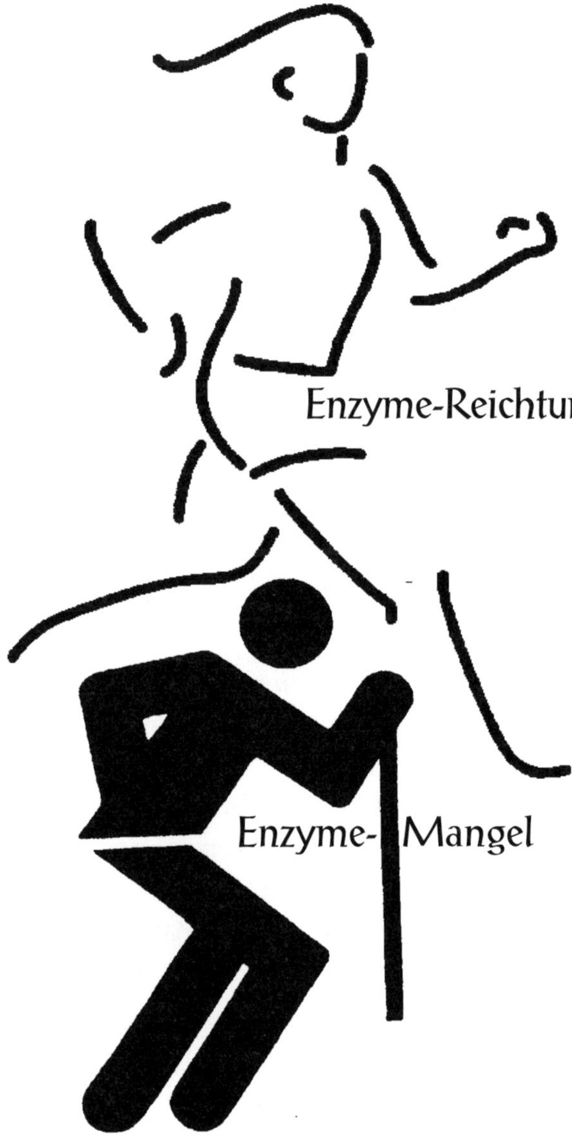
Enzyme-Reichtum
Enzyme-Mangel

Enzyme als Altersbremse

Möchten Sie gerne älter werden, dabei jedoch geistig und körperlich jung bleiben? Ihre persönliche Lebensführung kann dies ermöglichen. Sie können sich Ihre Gesundheit und Ihre geistige Frische bis ins hohe Alter erhalten. Enzyme sind die eigentlichen Gegenspieler des Alterns. Wenn die Quelle wichtiger Enzyme, insbesondere auch das Coenzym Q 10 im Körper versiegen, wird das Alter beschleunigt.

Genau genommen beginnt das Altern schon bei der Geburt. Im Laufe der Jahre aber verdichten sich die Gewebe, der Wassergehalt der Organe nimmt ab und die feinen Blutgefäße, die Kapillaren, bilden sich zurück. Sie verlieren etwas an Elastizität und das Lebensfeuer, das wir als Stoffwechsel bezeichnen, verlangsamt sich. **Doch alles spricht dafür, dass wir den natürlichen Alterungsprozess bremsen können** und es weitgehend in unserer Hand liegt, unser Leben zu verkürzen oder zu verlängern. Feuchtleben war der Meinung: „Das ganze Geheimnis, unser Leben zu verlängern, besteht darin, es nicht zu verkürzen."

Die meisten altersbedingten Krankheiten, ja das Altern überhaupt, beruhen auf einer Schwächung unseres Immunsystems. **In einer Welt voller Mikroben, Pilzen, Viren und Giften sind wir auf ein gut funktionierendes Immunsystem bzw. Abwehrsystem unseres Körpers angewiesen.** Täglich konsumieren wir etwa 200 krebserregende Substanzen durch Atmung, Nahrung und Hautberührung. Natürlich sind es zum Teil kaum messbare Quantitäten, doch es ist oft nicht nur der einzelne Giftstoff, sondern **die tägliche Summierung kleinster Giftstoffmengen,** welche im Laufe von Jahren unser Immunsystem und unseren Organismus belasten. Das Immunsystem beginnt nachzulassen, wenn man älter wird.

Kurt Allgeier schreibt in seinem Buch „Die Enzym-Therapie": „Ist die einzelne Zelle alt und verbraucht geworden oder wurde sie zerstört, dann müssen Enzyme da sein, um ihre »Ruinen« abzutragen und somit Platz zu schaffen, damit eine neue Zelle den frei gewordenen Raum einnehmen kann. Die Zelle stirbt, und **der Organismus als Ganzes bleibt auf diese Weise jung und voll funktionsfähig.**

Häufen sich solche Trümmer von Zellen aber, weil keine Enzyme sie wegräumen und auch die Abwehrkräfte »stumpf« geworden sind, dann beginnt der Körper alt und hinfällig zu werden. Dieser Prozess geht um so schneller vor sich, je mehr verbrauchte Zellen im Gewebe verbleiben. Ähnlich wie Professor Wolf sehen heute viele namhafte Wissenschaftler die Geschwindigkeit des Altwerdens in einem direkten Zusammenhang mit dem sinkenden Plasminspiegel. Plasmin ist ein körpereigenes proteolytisches Enzym.

Fasst man es zusammen, dann könnte man vereinfacht sagen: Der Mensch wird hauptsächlich aus zwei Gründen alt: Einmal, weil sich seine hochspezialisierten Zellen nicht mehr durch Teilung verjüngen können, sondern durch neue Zellen ersetzt werden müssen. Neues aber kann nur wachsen, wo das Alte beiseite geräumt ist. **Wo Ruinen stehenbleiben, veraltet das Gewebe.**

Zum anderen, weil die Zellverbände abhängig sind von einem intakten Versorgungssystem, von gesunden, sauberen Gefäßen, einer intakten nervlichen Steuerung. In jedem Fall sind Enzyme entscheidend beteiligt. Wo sie fehlen, beschleunigt sich das Altern."

Es gehört zu den Eigenarten der Enzyme, dass sie größtenteils im Körper nicht gespeichert, sondern in ständigem Kreislauf stets neu auf- und abgebaut werden. Ältere Menschen sind ärmer an Enzymen, sie benötigen deshalb eine enzymreiche Nahrung. Rohkost ist Heilkost, weil in ihr sehr viele Enzyme enthalten sind. Ein Mangel an Enzymen oder allein schon das Fehlen einiger bestimmter Enzyme kann schwerwiegende gesundheitliche Folgen nach sich ziehen.

Obwohl der menschliche Körper einen dynamischen Regenerierungswillen mit vielen Regulationsmechanismen besitzt, der jeden, auch den kleinsten „Schaden" wieder auszugleichen sucht, verringert sich mit zunehmendem Alter die Präzision der genetisch gesteuerten Zellfunktionen. Die Zellteilung wird reduziert und die auftretenden Schäden werden nur noch unzureichend repariert. Auch werden die katalytischen Eigenschaften unpräziser. Das Alter beginnt, wenn der DNS-Code nicht mehr selbst befiehlt, auftretende Schäden zu reparieren. **Sobald es uns aber gelingt, ihn wieder zu aktivieren, setzt auch die Regeneration wieder ein.**

Nur ernstes Bemühen an uns selbst lässt uns das hohe Ziel, alt zu werden und dabei jung zu bleiben, erreichen. Wir sollten danach streben, uns auch im Alter begeistern zu können und ein frohes Gemüt zu bewahren oder zu erlangen. Seelische Ausgeglichenheit und Lebensfreude, die auch den alltäglichen Dingen die heitere Seite abzugewinnen weiß, sind auch geistige Enzyme für unsere Gesundheit. Ärger und Verstimmung dagegen wirken lebensverkürzend und fördern das Altwerden.

Coenzym-Wunder Liponsäure

Im Hinblick auf ein gesundes Alter ist die volle Aktivität des körpereigenen Abwehrsystems sehr wichtig, ebenso auch das Funktionieren des antioxidativen Netzwerkes zur Bekämpfung bzw. Neutralisierung von freien Radikalen.

Nun ist es gelungen, bei der Erforschung des Vitamin-B-Komplexes einen sogenannten Dirigenten dieses Netzwerkes ausfindig zu machen: es ist die Alpha-Liponsäure.

Die Liponsäure, auch Thioctsäure genannt, ist eine schwefelhaltige Fettsäure mit vitaminähnlicher Wirkung. Sie ist Bestandteil von drei wichtigen Enzymen, die an zentralen und lebensnotwendigen Schlüsselstellen beim Abbau von Zucker eingreifen. Erst jetzt wurde erkannt, dass die Liponsäure als Coenzym ein wichtiger Katalysator ist mit **hoher biologischer Aktivität**, der für die Oxidation von Kohlenhydraten und Fettsäuren benötigt wird.

Liponsäure führt die Kalorien der Energieproduktion zu und entzieht sie der Fettproduktion. **Die Liponsäure spielt eine wichtige Rolle im Netzwerk der Antioxidantien.** Das antioxidantische Netzwerk besteht aus den sogenannten großen fünf Antioxidantien: Vitamin C, Vitamin E, Coenzym Q 10, Glutathion und der Liponsäure und stellt ein einmaliges biologisches System der Gesundheitsvorsorge und Regeneration dar.

Umfangreichste Untersuchungen, die zur Aufklärung des anitoxidativen Netzwerkes geführt haben, sind an der Universität von Kalifornien in Berkeley von Dr. Lester Packer und seinen Kollegen durchgeführt worden.

Ist die Liponsäure in ausreichender Menge im Körper verfügbar, kann sie als starkes Antioxidans wirken, man könnte sie als **Antioxidans des Stoffwechsels** bezeichnen.

Alpha-Liponsäure ist eine körpereigene Substanz. Besonders hoch sind die Konzentrationen im Herzen und in der Leber, was auf eine eventuelle besondere Bedeutung für den Stoffwechsel von Herz und Leber hinweist, aber auch in den Nieren und im Nervensystem.

Wenn es dem Körper an Liponsäure mangelt, können die anderen Antioxidantien nicht mehr ausreichend gut zusammenarbeiten.

Es hat sich herausgestellt, dass ein einzelnes Antioxidans in der Regel nicht im Alleingang arbeitet, sondern die Wirkungen der Antioxidantien, die die oxidationshemmende Kraft des Körpers ausmachen, sind untereinander vernetzt. **Es besteht eindeutig ein Zusammenspiel.**

Die Liponsäure schützt die Leber und entgiftet die Körpergewebe von Schwermetallen, wie zu hohe Mengen an Eisen oder Kupfer und den giftigen Metallen Cadmium, Blei und Quecksilber. Liponsäure eignet sich speziell für die Regeneration von beschädigtem Lebergewebe durch Steigerung der Leberdurchblutung und um Schäden am Nervengewebe entgegenzuwirken.

Liponsäure normalisiert den Blutzuckerspiegel und verringert die Schäden, die ein Zuckerüberschuss in den empfindlichen Körpergeweben verursacht.

Durch die Möglichkeit der Verknüpfung der Wasserstoffatome an die Schwefelatome kann die Liponsäure zwischen den beiden Formen - Liponsäure und Hydro-Liponsäure - hin und her wechseln. Dies wird als Redoxsystem bezeichnet. **Auf diese Weise kann Dihydroliponsäure die Vitamine C und E aus ihrer oxidierten Form regenerieren.**

Zudem konnte nachgewiesen werden, dass sich durch Alpha-Liponsäure der intrazelluläre Spiegel von Glutathion und von Coenzym Q 10 anheben lässt. Glutathion ist ein Meisteroxidans unseres Körpers und spielt auch eine wichtige Rolle bei den Entgiftungsaufgaben der Leber.

Ein weiterer Grund, warum die Liponsäure so vielgestaltig ist, liegt darin, dass sie eine zweifache Löslichkeit besitzt mit einem bestimmten Grad an Wasser- und Fettlöslichkeit. Sie ist zwar nicht so gut wasserlöslich wie Vitamin C, aber viel besser wasserlöslich als Vitamin E.

Der zweite Grund liegt darin, dass Liponsäure eine Karbonsäure als Endgruppe hat, die sie wasserlöslicher als Vitamin E macht und gleichzeitig mehr Kohlenstoffatome als Vitamin C hat, wodurch sie fettlöslicher wird als Vitamin C. **Ihr Grad an Wasser- und Fettlöslichkeit ermöglicht es der Liponsäure, in alle Bereiche des Körpers vorzudringen.**

Unser eigener Körper produziert selbst eine gewisse Menge an Liponsäure. Es ist möglich, dass Alpha-Liponsäure durch Bakterien im menschlichen Darm (ähnlich wie Vitamin K) synthetisiert wird.

Doch die Fähigkeit, Liponsäure selbst herzustellen, nimmt mit zunehmendem Alter und auch während Krankheiten ab. In der Regel ist diese Produktion des Körpers jedoch nicht ausreichend, so dass wir **auf die Zufuhr mit der Nahrung angewiesen sind**, um die Menge zu bekommen, die wir für eine optimale Gesundheit brauchen.

Nahrungsmitteltabellen enthalten bisher kaum Angaben über den Gehalt an Liponsäure, doch ist sie in den meisten nicht denaturierten Lebensmitteln enthalten. Da die Liponsäure in den Mitochondrien, also in den Kraftwerken der Zelle gebraucht wird, **sind Nahrungsmittel, die reich an Mitochondrien sind, wie die Keim- und Randschicht der Getreide, also Weizenkeime, Reiskeime, Sprossen, insbesondere Blattgemüse und Salate, Spinat, Kartoffeln und insbesondere Hefeprodukte als Liponsäurequellen dienlich.**

Gerade heute in einer Zeit erhöhter Giftbelastung und der Entstehung freier Radikale, die für weit über 80 Krankheiten verantwortlich sind, ist unser Körper auf Nährstoffe angewiesen, die auch Antioxidantien sind und die Schadwirkungen freier Radikale abfangen können. Obwohl es ein einzelnes **perfektes Antioxidans nicht gibt, gleicht die Liponsäure diesem am ehesten.**

Für die Liponsäure als Coenzym gilt auch, was schon bei den anderen Enzymen gesagt wurde. Sie hilft die Effizienz der Energiegewinnung zu vergrößern; sie kann die körperliche Konstitution verbessern, den Alterungsprozess verzögern, freie Radikale unschädlich machen, das Erbmaterial schützen und Herzerkrankungen sowie viele andere Krankheiten verhindern helfen.

Als Antioxidans des Stoffwechsels ist die Liponsäure multifunktionell. Sie hat sogar die Fähigkeit die Blut-Hirnschranke zu überwinden. Sie ist wichtig und wesentlich für die Energiegewinnung und wenn sie in ausreichendem Maße vorhanden ist, kann sie als ein starkes Antioxidans, insbesondere im Netzwerk der Antioxidantien wirken.

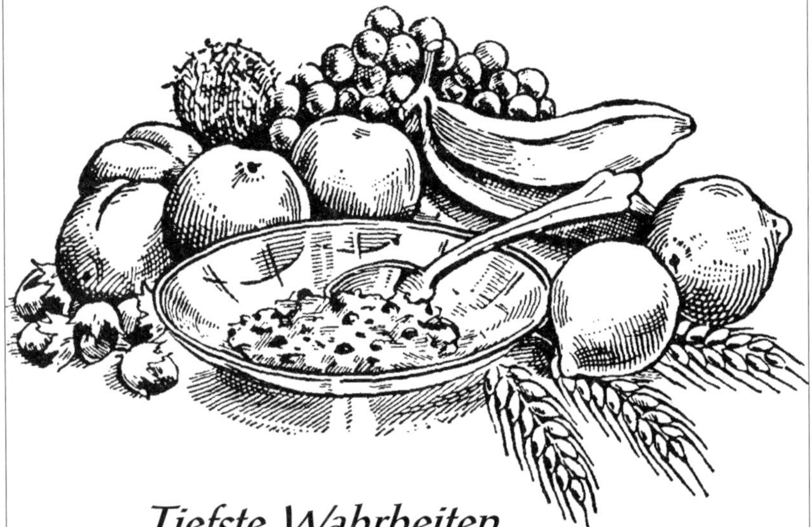

*Tiefste Wahrheiten
und letzte Erkenntnis
sind nur jenen
Menschen zugänglich,
die ihren Körperhaushalt
auf Ökonomie, Reinheit
und Frische umstellen,
am besten durch eine
schlichte Ernährung
aus lebensfrischen Speisen.*

Pythagoras

Enzyme als Nahrungsergänzung

Für die Gesundheit ist die volle Aktivität der Enzyme Voraussetzung. Enzyme sorgen dafür, dass die Gefäße jung und elastisch bleiben und verhindern auch die Arteriosklerose. Der Mensch bedarf täglich etwa zehntausend Enzyme.

Ein Problem stellt dabei die heute so verbreitete Mangelernährung dar. Es ist in der Tat ein Mangel im Überfluss. Die Nahrung ist zum großen Teil verkocht und denaturiert. Dadurch bekommen wir zu wenig Enzyme wie auch andere lebensnotwendige Vitalstoffe. Sobald die Speisen über 54 Grad Celsius erhitzt werden, werden die Enzyme zerstört.

Dazu kommen noch lange Lagerzeiten der Nahrungsmittel und weitere Verarbeitung der heutigen Nahrungsmittelfabriken mit Bestrahlung, Erhitzung, Sterilisierung, Konservierung, wodurch auch größere Verluste an lebenswichtigen Enzymen entstehen. Fast-Food-Nahrung hat keinen enzymatischen Nährwert, im Gegenteil, sie belastet und raubt Mineralien und Vitamine. Weiterhin belasten Bewegungsmangel und Stress-Situationen, die auch Enzymfresser sind.

So ist es verständlich, **dass über 80 Prozent der Menschen in unserem Land an Vitalstoff- bzw. Enzym-Mangel leiden.** Fehlende Enzyme sollten deshalb dem Körper gezielt zugeführt werden durch Keimlinge, Sprossen, Rohkost oder zusätzliche Enzympräparate.

Durch aufgeschlossene Enzyme eröffnet sich ein neuer Ansatz, den Organismus wieder ins Gleichgewicht zu bringen. Grundlegende Heilung kann auch durch Selbstheilung gelingen. Lebensdauer und Lebensqualität hängen sehr von der Funktionsfähigkeit des körpereigenen Enzymsystems ab.

Es gibt heute verschiedene Möglichkeiten, bewusst dem Enzymbedarf des Körpers entgegenzukommen. **Ein Weg dazu wäre, die Ernährung auf Vitalkost umzustellen**, langsamer zu essen, länger zu kauen und biologisches Obst und Gemüse zu wählen; Umweltbelastungen wie Elektrosmog und Stresssituationen weitgehend zu meiden.

Wichtig für einen geordneten und ausgeglichenen Stoffwechsel sind die Enzyme und B-Vitamine. Hier bietet sich die flüssige **PK-Strath-Kräuterhefe** als Träger einer Vielzahl von Enzymen, auch der Liponsäure und des B-Vitamin-Komplexes an. Sie stärkt das Nervensystem, unterstützt die Muskelfunktionen, sorgt für gesunde Haut und ist wichtig für eine gute Nahrungsverwertung. Täglich werden 3 Teelöffel Kräuterhefe vor den Mahlzeiten genommen.

Als eine bewährte Enzym-Nahrungsergänzung wird das Rechtsregulat **„Comay"** verwendet. Es besteht aus fermentiertem Obst und Gemüse wie Datteln, Feigen, Kokosnüssen, Zitronen, Sojabohnen, Keimsprossen usw. und ist ohne Alkohol und Zucker, daher auch für Diabetiker geeignet.

Durch eine patentierte, sogenannte Kaskadenfermentation, wird gesichert, dass die großmolekularen Enzyme gleichwie alle anderen Inhalte in wirkungsvolle niedermolekulare Einheiten zerlegt werden. Es aktiviert intensiv die körpereigenen Enzyme, regelt die Säure-Basen-Balance und stimuliert somit den ganzen Stoffwechsel. Damit bekommt der Körper die Bausteine wieder, die er durch Krankheit oder Stress eingebüßt hat. Schon nach wenigen Tagen der Einnahme stabilisieren sich die Zellen und der Körper wird entgiftet, entsäuert und von Schadstoffen befreit.

Das Immunsystem wird intensiv gestärkt und die Krankheitsanfälligkeit wird vermindert. Übliche Dosierung: 1 Esslöffel, wenn möglich auf nüchternen Magen und 1 Esslöffel am Abend direkt vor dem Schlafengehen.

Interessant ist auch das Enzymgetränk **Kombucha**. Wertvoll ist die Glukuronsäure, die eine starke Entgiftung des Körpers bewirkt, die rechtsdrehende Milchsäure, die eine äußerst positive Wirkung auf die Darmflora hat, und Essigsäure die zu wichtigen Stoffwechselvorgängen gebraucht wird. Außerdem finden sich in Kombucha die B-Vitamine und verschiedene Enzyme wie Invertase, Amylase und sehr viele Polysaccharide, die positiv auf das Immunsystem wirken und die Makrophagen aktivieren. Das Kombucha Teepilz Getränk lässt sich mit einem Kombucha-Pilz leicht selbst herstellen.

Ein durch Fermentation von Braunhirse, Bio-Soja, Blütenpollen und Bierhefe gewonnenes Granulat - **Sojall Royal** - besitzt eine Menge von Enzymen mit aufgeschlossenen Minerallstoffen und Vitaminen. Sojall-Royal ist ein umfassendes Basisprodukt und steht für eine Revitalisierung des Knochengewebes und eine wirksame Unterstützung sowohl des männlichen wie auch des weiblichen Hormonsystems zur Verfügung. So können dem Körper jetzt die Stoffe zur Verfügung gestellt werden, die sowohl auf das Knochensystem einschließlich der Haut und den Haaren sowie auch für das Nervensystem einen wirksamen Einfluss haben.

Verzehrsempfehlung für „Sojall-Royal": 1 bis 2 Teelöffel pro Tag in Wasser, Joghurt, Müsli, Frucht- oder Gemüsesaft, Buttermilch, Sauermilch oder sonstige Speisen einmischen. Nicht erhitzen. Besonders wirksam ist das Einspeicheln von „Sojall-Royal": ½ Teelöffel des Produktes in den Mund nehmen, mit Speichel versetzen und ganz langsam durch die Speiseröhre in den Magen wandern lassen.

Nicht vergessen sollte man das **Coenzym Q 10**. Der Mangel von Q 10, das vor allem in der Leber und im Herzmuskel gespeichert wird, beginnt um die Lebensmitte und betrifft zunächst das Herz am stärksten. Im weiteren Verlauf nimmt er dann auch bei anderen Organen deutlich zu, wobei insbesondere die Bauchspeicheldrüse, Nebennieren und Milz betroffen sind. Q 10-Mangel bedeutet immer auch Energiemangel. Daraus können eine Reihe vorzeitiger Alterserscheinungen sowie das Nachlassen der Abwehrkräfte resultieren. So kann die Einnahme von Q 10, - täglich eine Messerspitze - die Lebensqualität wesentlich verbessern.

Magnesium ist als Co-Faktor an unendlich vielen Enzymen beteiligt und ist eines der stärksten Aktivatoren aller bekannten Enzyme.

Magnesium hilft auch, das Säure-Basen-Gleichgewicht zu erhalten. Der Körper braucht ein beständiges Gleichgewicht zwischen Säuren und Basen. **Um dieses Gleichgewicht zu erhalten, ist Magnesium unerlässlich.**

Zwischen Magnesium und Kalzium besteht ein Zusammenspiel im Körper, das im Verhältnis 2:1 vor sich gehen sollte. Bei einer zu geringen Aufnahme von Magnesium oder bei entstandenem Magnesiummangel zehrt der Organismus die Reserven auf, die sich in der Knochenhaut befinden. So wird klar, dass eine vorzeitige Alterung des Skeletts erfolgt und die Arthrose mit den übrigen Beschwerden in Erscheinung tritt.

In Original Dolpes - Dolomit S steht ein natürlicher Bio-Mineralstoff zur Verfügung im natürlichen Kalzium-Magnesium-Verhältnis 2:1. Empfohlene Einnahme: 2 bis 4 Gramm täglich (2 Teelöffel).

Außerdem gibt es Sojall-MaKal, ein natürliches Magnesium-Kalzium-Silizium-Produkt, das noch mit Biophotonen angereichert wurde.

Auch **Algen**, **Chlorella** und **Spirulina** sind ausgezeichnete Nahrungsergänzungen, da sie alle essentiellen Aminosäuren für die Eiweißsynthese und die Produktion von Hormonen und Enzymen enthalten. Sie sind reich an Chlorophyll. Aus ganzheitlicher Sicht stimulieren sie auch die Thymusfunktion und damit das Immunsystem und können optimal Gehirn und Körper versorgen. Dosierung: 1-4 Presslinge vor den Mahlzeiten.

Ebenso ist **Noni-Saft** ein ausgesprochenes Enzymgetränk. Dr. Ralph Heinicke, ein amerikanischer Biochemiker, konnte nachweisen, dass der Saft große Mengen an Proxeronin enthält, sogar 80 mal mehr als Ananas. Dieser Nährstoff wird vom Körper zu Xeronin umgewandelt - einer Substanz, die für eine einwandfreie Zellfunktion unverzichtbar ist. Xeronin soll mehr als 220 Enzyme im Körper aktivieren. Der Körper kann Xeronin selber bilden, aber das zeitweise oder chronische Fehlen kann im Organismus viele Störungen verursachen.

Es wurde bereits erwähnt, dass Keime und Sprossen aufgrund ihres Basenreichtums und ihrer hohen Enzymaktivität eine ausgezeichnete Enzymquelle sein können. Durch ihren hohen Kalziumgehalt, insbesondere bei Alfalfa, Buchweizen, Sesam und anderen können sie auch helfen, Osteoporose zu verhüten und zur Regenerierung beitragen. Auch das Vitamin B12 befindet sich in Linsen, Mungobohnen und in Alfalfasprossen.

Enzymreich sind natürlich Obst- und Gemüsesäfte, die gerade im Winter und im Frühling eine wertvolle Hilfe sein können, den Körper gesund und leistungsfähig zu erhalten.

Schlussbetrachtung

Enzyme zirkulieren durch das ganze Jahr, sich verändernd und angepasst an den Wechsel der Jahreszeiten. Im Winter verursachen sie die große Reinigung des Körpers durch die Zersetzung der Schadstoffe und deren Ausscheidung. Im Frühling werden Enzyme für den Aufbau neuen Lebens dem gesäuberten und verjüngten Körper zugeführt. Im Sommer fördern Enzyme die Harnausscheidung und die Transpiration. Im Herbst werden durch die Appetit anregenden Speisen mit hohem Kaloriengehalt die Widerstandskräfte gegen die Winterkälte aufgebaut.

Es liegt durchaus in unserer Entscheidung, etwas für unsere Gesundheit zu tun. Gesundheit ist nur dann möglich, wenn die benötigten Enzyme in der richtigen Quantität und Qualität vorhanden sind. Es liegt auch in unserer Hand, die Enzymsysteme nicht zu blockieren. Niemand zwingt uns, durch Rauchen Teer zu inhalieren. Niemand zwingt uns, gehärtetes Fett zu essen oder Kaffee zu trinken. Wir können täglich frische Luft holen, wir können auch durch eine intelligente Wahl der Lebensmittel unsere Darmflora und unser Immunsystem in Ordnung bringen.

Alles rohe, frische Obst und Gemüse, Nüsse und kalt geschlagene Öle sind eine Quelle pflanzlicher Enzyme, mit denen der Körper seine eigenen Enzyme aufbauen kann. Wir haben viele Möglichkeiten, uns gegen den allgemeinen Enzymmangel zur Wehr zu setzen und damit gegen die Bedrohung durch die uns allen bekannten Zivilisationskrankheiten.

Wir haben es in der Hand, unseren Lebensstil zu ändern, dem Natürlichen, Frischen, Unverfälschten den Vorzug zu geben. Nur mit Hilfe der Enzyme können wir unsere Nährstoffe in Energie umwandeln, Schadstoffe, Umweltgifte und Fremdkörper unschädlich machen und Krankheitserreger wie Bakterien und Viren abwehren. Nur ein intaktes Immunsystem gibt uns dazu die Möglichkeit.

Die Enzyme belasten kein Organ und schädigen nirgendwo. Sie machen lediglich die Nahrung verwertbar. Auch wenn sie Schmerzen lindern und Übel beseitigen können, sind sie trotzdem keine Medikamente im üblichen Sinne, sondern natürliche Grundbausteine, die unser Körper braucht, um in gesunder Weise funktionieren zu können.

Enzyme können deshalb im Gegensatz zu chemischen Präparaten ständig und auch über längere Zeiträume hinweg eingenommen werden.

Die große Frage ist nur diese: Wie können wir unseren Enzymen die Basis für eine harmonische Zusammenarbeit verschaffen, damit sie ihrerseits alles in ihren Kräften stehende für die Erhaltung unserer Gesundheit tun können?

Zu wissen,
wie man etwas macht,
ist nicht schwer.
Schwer ist nur,
es zu machen.

(aus China)

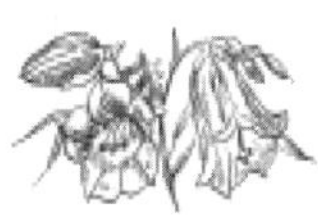

Quellenverzeichnis

Abrams/Santillo: Nahrungs-Enzyme, AV-Publikation, A-7100 Neusiedl am See

Allgeier, Kurt: Die Enzym-Therapie, Econ Verlag, Düsseldorf, Wien

Blank/Arnd/Scheller/Amelung/Seidler/Ganswindt/Kohler: Damit müssen Sie jetzt leben! Nein Danke!, Verlag Teamdruck GmbH Bassum

Burgerstein, Uli: Handbuch Nährstoffe, Haug Verlag, Heidelberg

Davis, Adelle: Gesund bleiben ein Leben lang, Hörnemann Verlag, Bonn

Dietl/Ohlenschlager: Handbuch der ortomolekularen Medizin, Haug Verlag, Heidelbg.

Dressler/Potter: Katalysatoren des Lebens, Spektrum Akademischer Verlag, Heidelberg

Herder: Lexikon der Biochemie und Molekularbiologie, Spektrum Verlag, Heidelberg

Kuklinski, Bodo Dr./Lunteren, Ina van Dr.: Neue Chancen, LebensBaum Verlag, Bielefeld

Mielke/Williams: Enzyme, Bausteine des Lebens,Wilh. Heyne Verlag, München

Ulmer, Günter A.: Basisbuch der Ernährung, G. A. Ulmer Verlag, Tuningen

Ulmer, Günter A.: Die besondere Heilkraft von Hafer und Hirse, G. A. Ulmer Verlag, Tuningen

Ulmer, Günter A.: Gesundheitselexier Kombucha, G. A. Ulmer Verlag, Tuningen

Ulmer, Günter A.: Kindgerechte Ernährung, G. A. Ulmer Verlag, Tuningen

Ulmer, Günter A.: Papaya, Das Enzymwunder der Natur, G. A. Ulmer Verlag, Tuningen

Ulmer, Günter A.: Pflanzliche Mineralien und Hormone, G. A. Ulmer Verlag, Tuningen

Ulmer, Günter A: Der neu entdeckte Gesundheitshit MOLKE, G.A. Ulmer Verlag, Tuningen

Ulmer, Günter A.: Sich jung erhalten und gesund alt werden, G. A. Ulmer Verlag, Tuningen

Ulmer, Günter A.: Wirksame Selbsthilfe bei Übersäuerung, Viren, Bakterien und Parasiten G. A. Ulmer Verlag, Tuningen

Weber, Michael Dr.: Q 10 Schlüsselsubstanz für ein gesundes Leben, Gerimed Pharma, Burgwedel

Brechts Kochrezepte 12/61: Brecht: Die Ur-Funktion allen Lebens

Gesundes Leben 04/92: Schiff, A.: Enzyme auf dem Vormarsch

Natur und Heilen 03/94: Leibold,Gerhard: Die Enzymtherapie: Enzyme – „Zündfunken" des Lebens

Naturarzt 03/03: Inderst Rudolf Dr. med.: Enzyme: Heilmittel aus Ananas und Pankreas

Naturarzt 06/00: Bessing, Wolf-Dieter Dr. med.: Enzymtherapie bei Krebs - Ergänzendes Verfahren kann Patienten helfen

PM 06/93: Kneissler, Michael: Die Power der Enzyme in unserem Körper

Research Bulletin of Otemae College: Willweber: Blutreinigung - Ausscheidung - Gesundheit

Waerland-Monatsheft 03/96: Ulmer, Günter A.: Enzyme organisieren Ihre Gesundheit

Waerland-Monatsheft 05/99: Ulmer, Günter A.: Eure Nahrungsmittel sollen eure Heilmittel sein

Waerland-Monatsheft 12/96: Ulmer, Günter A.: Frische Vitamine und Enzyme auch im Winter

Register

Im gleichen Verlag erschienen:

Bücher zu aktuellen Themen: Gesundheit - Natur - Umwelt

Günter A. Ulmer
Ernährung mit Vernunft
Dieses Buch erschließt interessante Zusammenhänge einer gesunden, vollwertigen Ernährung und des Stoffwechsels. Es zeigt den Weg zu einem verantwortungsbewussten Denken und Handeln, das auch die Ernährungsbedürfnisse aller Menschen mit einschließt. Mit 100 einfachen, erprobten Rezepten der Vollwertküche.
208 Seiten, 29 Abbildungen, ISBN 978-3-932346-64-4

Günter A. Ulmer
Kindgerechte Ernährung
Eine sinnvolle Ernährung ist bei Kindern während des Wachstums ganz besonders wichtig. Die Lebensmittel liefern wichtige Nähr- und Aufbaustoffe, die für die Entwicklung des menschlichen Organismus und die Aufrechterhaltung seiner Körperfunktionen notwendig sind. In diesem Buch wird den Problemen nachgegangen. Es werden Möglichkeiten und Hilfen gezeigt, um diese Defizite überwinden zu können.
128 Seiten, 13 Grafiken, ISBN 978-3-932346-00-2

Günter A. Ulmer
Gesundheitswunder Chlorophyll
Es wäre für viele Menschen sehr nützlich, zu wissen, welch ein Gesundheitswunder uns die Natur im Chlorophyll geschenkt hat. Die allgemeine Anwendung chlorophyllhaltiger Produkte wie Blaugrüne Algen, Grünalgen, Meeresalgen, Weizengrassaft, Grüner Gerstengras-Extrakt, Keimlinge und Sprossen und der vermehrte Verzehr von blattgrüner Rohkost würde nicht nur eine Revolution in der Ernährung auslösen, sondern auch eine unglaubliche Verbesserung in der Volksgesundheit bedeuten.
80 Seiten, 13 Grafiken, ISBN 978-3-924191-99-3

Günter A. Ulmer
Die besonderen Heilkräfte von Hafer und Hirse
Hafer und Hirse zeichnen sich durch ihren Reichtum an Vitaminen, Mineralien, Faserstoffen und Spurenelementen aus. Kranke, mit Schädigungen der Knorpelgelenke und Arthrosen, haben durch Einnahme von Hirseflocken Hilfe erfahren.
64 Seiten, 13 Grafiken, ISBN 978-3-924191-46-7

Günter A. Ulmer
Das Vitamin, das die Gesundheit organisiert: Vitamin C und Coenzym Q 10
In diesem Buch wird das Vitamin C ausführlich beschrieben. Es ist wohl das bekannteste aller Vitamine, denn es spielt im gesamten organischen Leben eine ganz wichtige Rolle. Auch das Coenzym Q 10 ist maßgeblich beteiligt an der Zellatmung und könnte als Zündfunke des Lebens bezeichnet werden. Es hat eine Schlüsselstellung bei der Energiegewinnung in den Zellen. Der Mensch ist so gesund wie seine Zellen.
48 Seiten, 8 Abbildungen, ISBN 978-3-932346-13-2

Günter A. Ulmer
Bio-Regulatoren - Schwarzkümmelöl, Hagebuttenkernöl
Schwarzkümmel als Nahrungsergänzung zielt darauf ab, die Körperabläufe günstig zu steuern, zu aktivieren und positiv zu beeinflussen. Es soll auch bei Verdauungsstörungen, Blähungen, Durchfällen und Störungen des Galleflusses, bei Allergien, Neurodermitis, Asthma bronchiale und Akne helfen.
Dem Hagebuttenkernöl kommt eine ganz bedeutende Wirkung zu, insbesondere als Hautfunktionsöl, da dies die Schutzwirkung und die Ausscheidungsfunktion der Haut von innen und von außen unterstützen kann.
64 Seiten, 15 Abbildungen, ISBN 978-3-932346-19-4

Günter A. Ulmer
Gesund und schön durch Heilerde
Ein uraltes Naturheilmittel, mit wertvollen Wirkstoffen und Anwendungsmöglichkeiten zur Anregung der Selbstheilkräfte des Körpers, für Stoffwechselregulierung, Stärkung des Immunsystems und Vermeidung von Allergien.
80 Seiten, 14 Abbildungen, ISBN 978-3-924191-51-1

Bertrand Heidelberger
Das Sieben-Kräuter-Erbe
Das Ergebnis seiner über 50jährigen Erfahrungen auf dem Gebiet der Naturheilkunde hat Bertrand Heidelberger als Vermächtnis der Nachwelt zur Verfügung gestellt. Er beobachtete, dass sich die Krankheiten schon von Jugend an auf verschiedenste Art entwickeln und erkannte, dass zu viel und zäher Schleim Auslöser mancher Krankheiten sei. In erster Linie sei es die Entwicklung des Schleims, welcher bei der Aufnahme der Nahrung den Magen und die Nieren zuerst verunreinige und dann nach und nach alle inneren Organe in Mitleidenschaft ziehe.
Durch die tägliche Einnahme seines speziellen Kräuter-Pulvers konnte er sich bis ins hohe Alter gesund erhalten. 48 Seiten, 7 Abbildungen, ISBN 978-3-932346-08-8

Günter A. Ulmer
Bringe Sonne in dein Leben
Wie wichtig für uns die Sonne ist, würden wir erst merken, wenn sie nicht mehr scheinen würde. Ohne Sonne hätten wir keine Nahrung. Nicht nur Gesundheit im Materiellen, sondern auch Gesundheit im Psychischen ist wichtig. Wir brauchen so etwas wie ein positives Erlebnis, etwas was transparent für Sinn und Freude, für Schönheit und Größe ist. Schon eine einzige erfüllte Stunde kann unser Dasein aufhellen. Wenn wir lernen, glückliche Momente zu erfassen, dann finden wir auch Gelegenheit zu positiven Gefühlen.
68 Seiten, gebunden, 8 farbige Abbildungen, ISBN 978-3-932346-29-3

Günter A. Ulmer
Krank durch Wellen- und Elektrosmog?
Wie groß ist die unsichtbare Gefahr?
Die biologischen Auswirkungen elektromagnetischer Strahlungen auf Körper, Nerven, Hormon- und Immunsystem. 80 Seiten, 16 Abbildungen, ISBN 978-3-924191-73-3